LOCUS

LOCUS

LOCUS

LOCUS

Smile, please

smile 165

打造彈性靈活的身體

The Flexible Body:

Move Better, Anywhere, Anytime in 10 Minutes A Day

作者：羅傑·范普頓（Roger Frampton）
責任編輯：林盈志
封面設計：林育鋒
內頁排版：江宜蔚
校對：呂佳真
出版者：大塊文化出版股份有限公司
台北市10550 南京東路四段25號11樓
www.locuspublishing.com
讀者服務專線：0800-006689
TEL：(02)87123898　FAX：(02)87123897
郵撥帳號：18955675
戶名：大塊文化出版股份有限公司

法律顧問：董安丹律師、顧慕堯律師
版權所有　翻印必究

總經銷：大和書報圖書股份有限公司
地址：新北市新莊區五工五路2號
TEL：(02) 89902588　FAX：(02) 22901658

初版一刷：2019年11月
定價：新台幣480元
ISBN：978-986-5406-24-0
All rights reserved.
Printed in Taiwan.

國家圖書館出版品預行編目(CIP)資料
打造彈性靈活的身體 / 羅傑.范普頓 (Roger Frampton) 作. -- 初版. -- 臺北市：大塊文化, 2019.11
面 ; 公分. -- (smile ; 165) 譯自：The flexible body : move better, anywhere, anytime in 10 minutes a day
ISBN 978-986-5406-24-0 (平裝)　　1.健身運動 2.運動訓練　　　　　411.711　　　　　108017001

聲明

本書裡的資訊不能替代專業醫療建議與治療。如果您已受傷或有任何醫療處置，建議您在依照本書中的任何資訊練習之前，先諮詢醫療專業人員。在家中使用家具和健身器材練習時須小心安全，每次都檢查用來支持的器具是否平穩。作者和出版者均不承擔任何因為練習書中運動可能導致傷痛的責任，本書資訊的各種運用均由讀者自行斟酌判斷。

打造彈性
靈活的身體
THE
FLEXIBLE
BODY

10 只要每天10分鐘
MINUTES A DAY

腰痠背痛不上身
回復宛如孩童般的靈活身體

ROGER
FRAMPTON

羅傑・范普頓 著

張怡沁 譯

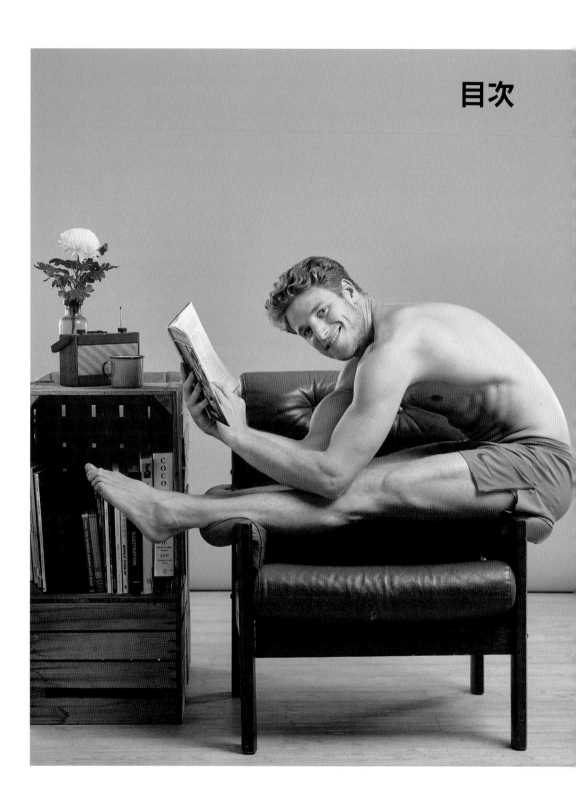

本書使用指南

你可以在家裡進行、完成書中的每個練習，不必用到任何設備。我建議在某些練習中可以用瑜伽墊、掛毯、地毯、瑜伽磚、書本和椅子，來減輕練習難度。但不要遲疑，馬上開始行動！這完全要從身體出發。

書中有一半練習屬於靜態，另一半是緩慢而帶著控制的行動，幫助你在適當的部位增加力量和靈活度。這樣的練習速度，讓你有餘裕專注且全然覺察，也能找到動作中的缺陷和弱點。

本書包含了九個「動作」，你儘可用這輩子的時間來鍛鍊。不過你得一天做 10 分鐘。每天都做！每個動作都分成 10 個輔助練習，按難易程度排列，1 最簡單，10 最困難。每個輔助練習再細分為 1 分鐘的有控制的慢動作和 1 分鐘的靜態停留。

檢查身體狀況，避免受傷

停！馬上停！一根毛都別動。現在好好檢查自己。你的身體在目前位置是什麼狀態？你的腳怎麼站，還有脖子、雙手等部位？你有沒有倒向一邊，往前還是往後，往左還是往右？不要評斷也不要改變，注意這些地方就好。這是你在日常、此刻、慣性的姿勢。學會找出這些潛在慣性，這會讓你練習時更懂得該注意哪裡。**記住**：對身體盡可能保持覺察。你對日常身體的覺知愈多，對於身體在練習時的覺察也愈強。

開始練習之前

首先，你要找出自己在這九個練習裡能做到的程度。從第一個練習著手，看看自己在每個練習裡需要多少替代動作，才能完成 1 分鐘慢動作或 1 分鐘停留。

碰到無法完成的動作，那麼前一個輔助練習就是你目前的程度，你應該回去再練，直到自己能充分熟練，再翻到下一個輔助練習。等到你完成所有輔助練習，就有辦法做到每個章節開頭照片裡的動作。

練習時為自己做記錄，比方說，在雙手過頭的深蹲動作，要是我的腳跟能落地，但無法停留 1 分鐘整，那麼我就得多練輔助的練習 4。雙手過頭的深蹲是第 1 個動作，輔助練習的程度是第 4 個，所以要這樣記錄……1/4（動作 / 程度）。

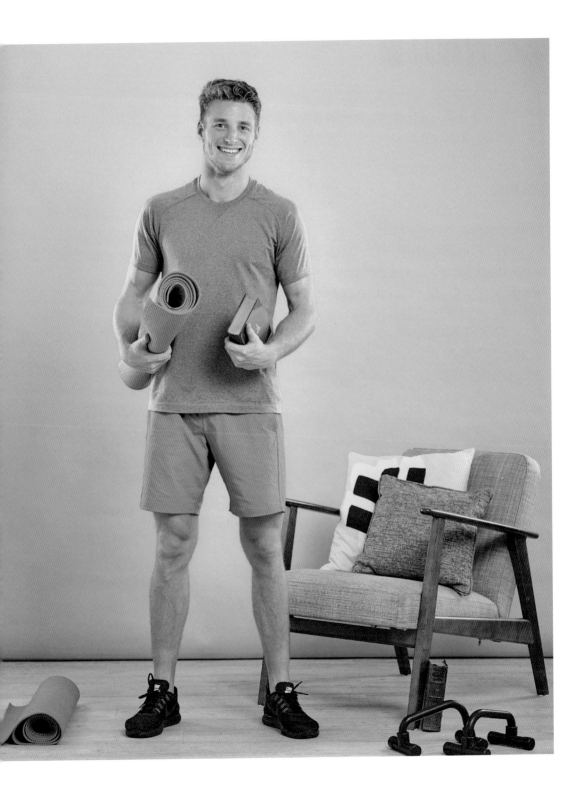

你的訓練計畫

恭喜你選了這本書！這是持續一輩子的運動計畫。跟著書裡的練習，一天花 10 分鐘，就能維持健康靈活的體能。

每日訓練

目標放在完成 10 分鐘的練習，這樣就行了——只要 10 分鐘。這 10 分鐘包括了書中選出的五種運動，各自完成 1 分鐘慢動作跟 1 分鐘停留的練習。選擇能力所及的替代動作，如果你做不到慢動作或停留練習，就要回到前一個練習，做符合自己程度的動作。不要急，你的運動能力會慢慢進步，再前往下一個階段的挑戰與成長。不要跳過其中步驟，程度沒有到下一階段也不要自欺。如果對練習有把握了，可以穩穩停留 1 分鐘。這時才具備前往下一個練習的能力。

打造一週計畫

利用下一頁的圖表，做一張專屬自己的當週訓練表。照著第 6 頁的指示，就會有張列出九種動作訓練，讓你完成的表格，每個動作都包括 1 分鐘慢動作練習與 1 分鐘停留練習，看起來像這樣：1/4、 2/3、3/5、4/2、5/4、6/4、7/1、8/3、9/1。現在把這些寫進你的圖表，放到適當的日期。

記住：第二個數字看個人，那是你正在進行的輔助練習，在你打算開始的日期，記下你的第一個動作與練習程度。

比方說，如果我週二開始，我的五個項目會是：1/4、 2/3、3/5、4/2、5/4。這是你週二的 10 分鐘練習。接著週三會繼續如下：6/4、7/1、8/3、9/1、1/4。（請看你又回到了動作 1 的練習。）繼續保持下去，直到你的圖表完全填滿！這讓你準備好進行下一個七天的練習。

你的運動旅程逐漸推進，會慢慢看到進步，發現幾天、幾週，或幾個月間，能力又強化了，1/4 進階到 1/5，那麼此時你得修改圖表了。

請先準備好未來七天的計畫，不要只讀不做。記住，你每天只要花 10 分鐘。（大約就三次廣告時間。）

讓我們動起來！

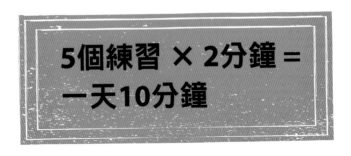

5個練習 × 2分鐘 ＝ 一天10分鐘

	1.	2.	3.	4.	5.
週一	動作／程度 ／ -----------	動作／程度 ／ -----------	動作／程度 ／ -----------	動作／程度 ／ -----------	動作／程度 ／ -----------
週二	動作／程度 ／ -----------	動作／程度 ／ -----------	動作／程度 ／ -----------	動作／程度 ／ -----------	動作／程度 ／ -----------
週三	動作／程度 ／ -----------	動作／程度 ／ -----------	動作／程度 ／ -----------	動作／程度 ／ -----------	動作／程度 ／ -----------
週四	動作／程度 ／ -----------	動作／程度 ／ -----------	動作／程度 ／ -----------	動作／程度 ／ -----------	動作／程度 ／ -----------
週五	動作／程度 ／ -----------	動作／程度 ／ -----------	動作／程度 ／ -----------	動作／程度 ／ -----------	動作／程度 ／ -----------
週六	動作／程度 ／ -----------	動作／程度 ／ -----------	動作／程度 ／ -----------	動作／程度 ／ -----------	動作／程度 ／ -----------
週日	動作／程度 ／ -----------	動作／程度 ／ -----------	動作／程度 ／ -----------	動作／程度 ／ -----------	動作／程度 ／ -----------

（設計自己的表之前，或許可以影印這一頁，或是上 www.roger.coach 下載 PDF 檔）

問問自己

我的身體有什麼感覺？　　　　　　　　這個感受的程度有多強？

我覺得這個動作是「舒服」還是「疼痛」？　這個練習的挑戰度夠嗎？

THE 方法 METHOD

范普頓方法

接下來我會解釋為何運動不是你想的那樣,為什麼帶著覺察,緩慢而審慎的移動,才是找回原來靈活身體的關鍵。不過首先得談談,何謂范普頓方法(THE FRAMPTON METHOD)?

★我相信大家孩提時代自己就懂得如何正確的動。

★我認為只要能回復小時候的運動能力,目前身體的疼痛就能逐漸消散。

★我認為健康的關鍵在於重新學習身體原先對運動的設定。

★我相信大家都能找到身體蘊藏的潛能……

我還相信,最好的結果需要時間。范普頓方法不是捷徑,而是一套訓練計畫,目標在長期的效果。想像小時候上數學課,老師發下測驗卷,喊著「快!快!快!」你或許寫完考卷,但你是否用上全部實力,還是沒能完全發揮?也或者,考完時你有種總算結束的放鬆感?教你停在手倒立的技巧,值得好好訓練,有意識地運用。這是身體移動的基礎,幫助身體發揮完全的能力。花點時間學習與應用,就能得到最好的效果。

用進廢退

看過年長者行動時僵硬的步態嗎?你以為他們生來就如此?

想想你的關節活動最大範圍(range of movement),再跟小時候或光是十年前的活動能力比較。

健身界對於身體僵硬的答案是,要我們出門動一動……我同意,但我們不需要動更多!光是增加活動量,不過是一再重複類似的活動模式,這類活動就是導致我們行動受限的起源。

比起動更多,每個人需要的是依據身體原始設定來活動。我們應該反過來追求這種設定,回到全面的身體活動範圍,以免這個能力逐漸喪失。

以更好方式,更頻繁的規律活動,你就能:

- 燃燒脂肪
- 改善健康
- 感受自信
- 避免受傷
- 減輕體重
- 延長壽命

范普頓方法採取「活就要動」的哲學。運動是個「學習」的過程，依照你對身體最佳運動方式的理解，並適當運用這層理解，來評估你的進步。我的目標是教你如何停留在特定的身體姿勢，並像過去一樣地動。

你可以試想：

如果家裡遭到闖空門，你可以試圖找到肇事者，上門追究，但你的屋子依舊會淪為宵小目標。或許，你接受這個既成事實，強化保全設施，避免竊案再次發生。

現在把這個比喻套用在身體上。身體受傷或感到疼痛，你遍訪名醫或治療師，頭痛醫頭；或是接受現有的傷害與疼痛，強化身體的復元力，讓自己再次活動自如，不感疼痛。

疼痛的起點，來自錯誤的活動模式。

范普頓方法教給你正確的活動模式，能為身體帶來長期益處。這是門重要課程，學習我們天生具備的基本動作，還結合了體操基礎，和利用完整意識與心智的元素。

我堅信，除了自己的身體（還有耐心、覺察和──好吧，也許還要一些家居物件），你不需要別的東西來轉化你的活動能力。現在要停止找藉口，開始揭開你的身體這偉大機器的真實力量。

疼痛能保護你的脊椎！

學習過程中最重要的訓練工具就是脊椎。細想即知，身體的基礎就是脊椎，而且脊椎的每個部分都有設定好的特定移動方式。

如果脊椎的某部分失去移動能力，無法照設定的方式來活動，那麼接下來必然會有連帶影響。脊椎不能失去功能；這是身體的最重要的構成，必須不惜一切代價來保護。

所以，當你感到大腿後側肌群緊繃、下背疼痛或脖子痛，這些感受和症狀都源自身體的聰明代償機制──首要保護脊椎以維持生理功能。

也就是說，身體很樂意以肩膀或臀部損傷來交換脊椎這個中樞運動機制的健全。身體其他部位的任何疼痛，都為了讓你保持活動與生命力。

運動揭祕

好吧，來看看我聽過人們說為何運動的三大原因——以及為什麼我覺得這些理由不過是騙你追逐彩虹盡頭那神祕罈子裡的金子（也就是說，這些理由是白白浪費時間）。

我運動是為了練身體

如果你給出這個答案，也不是你的錯。這一行的標準答案就是如此。我剛當上私人教練時，會拿出一連串測試，測出人們的強壯程度。當時看來似乎頗有道理：測量某方面能力，之後再重複測試，檢視原來的測量結果是否出現進步。

為什麼這種測試的健身方式存在缺陷？

人體生理學非常複雜；身體是具能進行數十億次運動的機器。如果整個業界使用同樣的運動標準，測試身體是否「練得好」，那麼我們只看到身體有多「符合」這個運動的標準。我們未必有進步；光是在那一分鐘內多做五次跳躍並不代表每次跳躍都是一模一樣。例如，如果第一次波比跳（burpee）跟第十跳看起來不一樣，那麼也許我們沒有做到十個波比跳。這經典例子說明了動多少跟怎麼動其實是兩回事。

如果你跑得太勤，結果彎腰時卻搆不到腳趾該怎麼辦？沒錯，你只是用某個弱點代償了另一個弱項。就健身業的眼光，你的身體練得更好了，但你現在受傷的風險更大，因為跑步時，身體某部分沒有確實動到，欠缺訓練。

你以為莫‧法拉（Mo Farah，英國長跑選手）是某天開始跑，接下來就跑得愈來愈快？當然不是啦。這是他的工作。他有教練；他利用特殊訣竅；而且他跑的方式很有效率，足以把金牌帶回家。但他身體練得好嗎？他參加奧運百米賽跑能拿到前三名嗎？如果我們把莫‧法拉放到體操環項目，他做得如何？我們不能光說他「練身體」，而是要說他練的方式是為了長跑比賽。所以，當你說「我想要練身體」時，我會問，「練來做什麼？」

我運動
是為了保持身材

　　保持誰的身材？如果是你的身材，你已經「有身材」啦。除非，你腦子裡有個自己應該變成的身材。也就是說，理想的身材。所以，這時你會給我看一些照片，上頭是你喜歡的模特兒或電影明星，你目標是成為那樣子。我曾跟舉世知名的一流男女模特兒共事，如果你有半點以為這些人超級滿意自己的身體，那就錯了。他們不滿意自己，你還想看起來跟他們一樣，最終就是讓身體受苦。如果目標是奠基於幻象，你永遠不會滿意的。你會一直索求更多。鏡子裡的影像永遠不夠好。

　　而且，另一個角度是——「身材好」是誰說了算呢？隨著時間推移和文化差異，身材就是時尚與潮流塑造的，這代表身材是變化無常、持續改變的。看看 1970 年代的生活照，那時所謂的身材，跟現在的定義並不一樣。而且，文化定義的身材也大不相同。日本人自有一種他們稱之為身材的體型，俄羅斯人也是如此，我跟你保證這絕對不一樣。抱歉讓你失望了，但是身材是永遠無法練出來的，因為身形完全取決於認知。這本書的目標是讓讀者理解，你唯一合理的期待是，重獲小時候的最大關節活動範圍——不是別人的小時候（或成年的現在），而是你自己小時候。

我運動
是為了減重

　　除非是生下來患有相關疾病，沒有人天生超重。瑞吉・葛文（Ricky Gervais，英國喜劇演員）在他的脫口秀裡完美地總結了體重問題：

　　「如果你吃進去的卡路里超過燃燒掉的量，你就會變胖。」

　　這與運動質量沒有任何關係。如果你的攝取（輸入）多於你的活動（輸出），自然會增加體重。但動得多未必等同於動得更適宜。想想這些例子……

- 如果我用頭去撞磚牆，會燃燒卡路里嗎？（會）
- 我的健身應用程式是否會恭喜我撞了牆，然後列為輸出的項目？（會）
- 我的頭撞了牆，心跳會加速嗎？（會）
- 我動了更多？（對）
- 體重會減少嗎？（最後是會啦）

　　因此，在健身業的角度，每件事都可以加上來。但你我都明白，一再撞牆是不健康的。但我體重減輕了啊！可我現在頭部遭受了長期重創。

　　千萬不要利用運動來「解決」體重問題。如果運動的唯一目的是減肥，那麼只是犧牲自己正確的活動力來變瘦。把問題換成另一個問題。為什麼？因為你的焦點放在減肥而不是你怎麼動。

健身 VS 活動

左邊是健身說法，右邊是身體活動的說法。這些句子說明了，長期來看運動為何更有持續力。

我練肌肉	我的身體設定了特定的移動方式，我愈是跟從原來的設定而動，就愈不需要注意增加肌肉，反而自然而然會變結實。
我要減重	我學習和運用的動作愈複雜，身體就愈快開始燃燒脂肪。（稍後會詳述）
我要消耗更多卡路里	我按照書中的練習進度來運動，燃燒的卡路里數會增加。
我想要盡量快	我動得愈慢，身體就愈有覺察；我愈能覺察意識身體，進步就愈快，也更有自覺。
我想要翹臀	如果我花時間學習特定動作，我的臀部會更緊實更有力。
我做運動	我學著動。
我要好身材	我的身體本來就完美。隨著練習進步，身體也跟著變化。（同樣的，稍候詳述）

這本書丟掉老式的「健身」術語，提供了全新的方法。學著動是新的運動方式。運動不再是我們認知的那種運動，而是教會我們新的技能、新的活動方式與目標，這才會跟著我們一輩子，持續帶來好處。這就是正念結合了運動。

簡而言之，你在本書學到的技能，不僅可以教給身體新的運動技巧，還能幫你發展出非凡的核心力量，更徹底理解身體如何運動，還有更強的專注力。

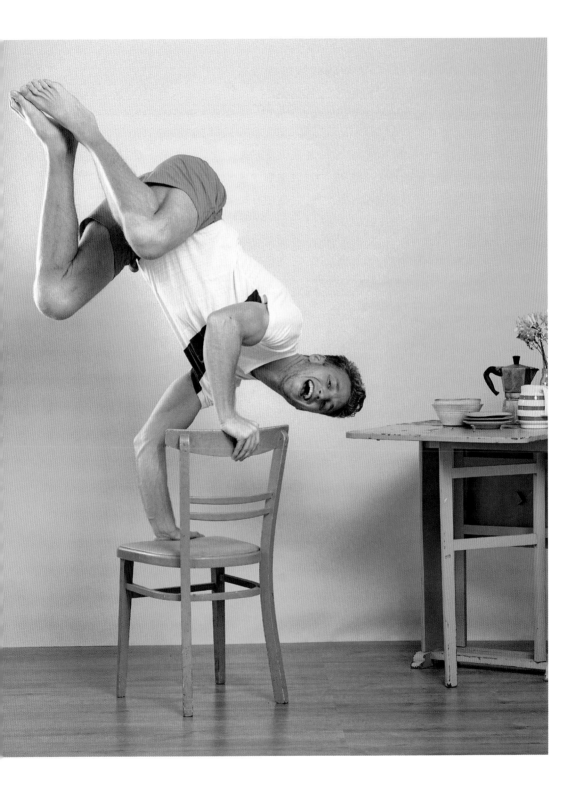

營養該怎麼辦？

我不認為自己有節食。嗯，不是那種吃多點長肌肉或吃少點來減肥的節食。我對飲食的看法是另一種。

我認為飲食應該是可持續一輩子的方式。多年來我吃的都沒有改變，即便我要拍照，需要上相也一樣。我的身體一年四季裡變化不大。唯一的不同是我在訓練中增加更多的柔軟度或力量訓練。我的體格始終反映出我目前在做的運動。

我和世界上一些頂級體操教練一起受訓，也聽過一些最優秀的特技演員談起，他們都遵循同樣的法則：他們不節食；他們只有一個嚴格的培訓計畫。對我來說，營養甚至不應該跟運動放在同一個類別。這就像把英語和科學放在一起。這些事物之所以不同是有原因的。

運動是運動，營養是營養。我碰到營養學家跟我說該吃這個那個，但他們甚至做不來深蹲。如果廚房裡就能製造腹肌，那世界頂尖運動員待在家裡就好了，但沒這回事。

為什麼？因為：

- 吃花椰菜不會幫助你學會倒立。
- 吃藜麥不會提高雙腿柔軟度。
- 櫛瓜不會改善手腕活動力。

看出來了嗎？我不是說某些食物對身體無益——我的意思是，這些東西跟你怎麼動無關。

有意識的動

那麼，如果這些運動的理由都是浪費時間，那麼還有什麼說法？答案：有意識的動跟運用「運動第一」的哲學（參見第 20 頁）。

首先看看許多人不假思索的日常運動——這就是我所謂的無意識運動。以深蹲、平板撐體（或稱「棒式」）和伏地挺身為例。一再重複這些動作或許短期效果不錯，但長遠來看，那些無意識的重複真的對你有益嗎？我的看法如下：

- 深蹲可以給你一雙健腿，但重複的單向運動是否造成髖部的緊繃和限制？
- 平板撐體可以給你很棒的腹肌，你可知道自己胃部和下背肌肉受到什麼影響？
- 伏地挺身可以創造強健的胸部和手臂，但是否限制了肩膀的運動？

我並不在意短期的效果，我認為無意識的運動（焦點沒有放在怎麼動），是傷害自己

的行為。沒錯，就是傷害自己。如果你運動只著眼於短期效果但帶來長期損傷，這就是傷害自己。

另一種解釋方式是：一天裡大部分時間都處於靜止的姿勢，但你的身體生來就是要持續地動，那麼你就是耗損身體的能力。你欠身體動的機會，以及來自運動而注入的生命力。

答案是放棄捷徑、拋下短期策略，改為學習長遠來看好處多多的運動。也就是說專注並完全意識到你在進行的特定動作。這是范普頓方法的基本原理。你跟著本書練習的一切，都需要完全的覺察。這個方式能帶來強健而無入不自得的身體，也不會造成長期傷害。

這沒有捷徑，但時間久了你可以：

- 身形靈活（身體恢復運動能力）
- 減肥（燃燒脂肪）
- 身材好（屬於「你的」身材）

聽起來有點耳熟？我從不藉由運動來改變身體外觀。我不想增加肌肉也不打算減肥，更不想或跟其他人一樣。我要做的就是回到與生俱來的、美好的行動能力。我採用了體操中學到的倒立技術，有些來自瑜伽課，有些是我自己創造的動作。我既不是瑜伽老師，也不是體操選手。我拒絕受到任何學科的限制。我是

個人，范普頓方法簡單說就是人的運動。我要教你如何移動身體；我也向你保證，你會連帶獲得健康，身形改變，體重減輕──但這都不是目標，而是帶著覺察來運動所帶來的結果。

>>保持覺察

>>有覺察的運動

>>活得出色！

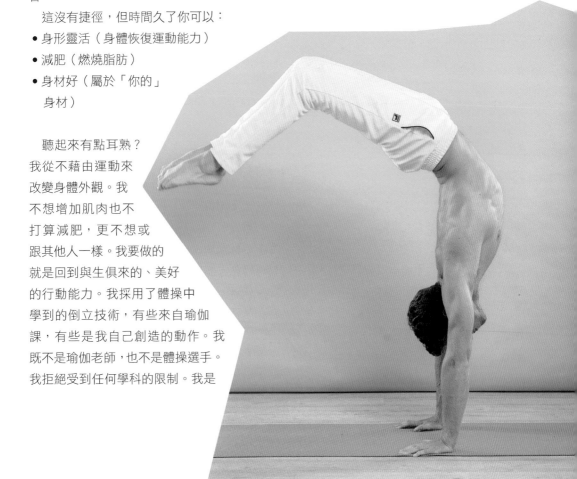

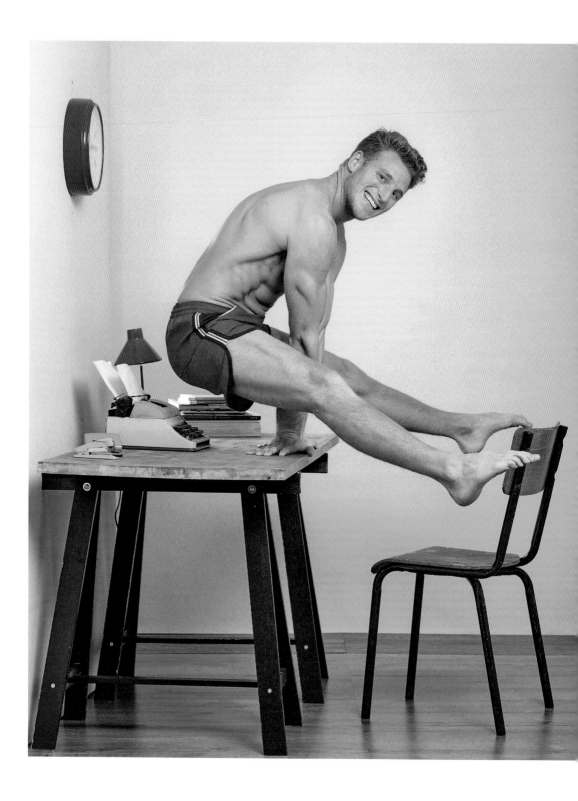

運動第一

剛才探討了何謂有意識的動，那麼現在我要解釋何謂「運動第一」的哲學。

不論你現在身在何處，請站起來，雙腳併攏，雙腿打直。現在腳跟併緊。我要你注意這個動作的結果。你覺得臀部肌肉開始啟動了嗎？如果腳跟併緊壓在一起，臀部肌肉就不得不跟著收緊。因為動，導致肌肉啟動。這就不需要專注在啟動肌肉，於是能對特定的動作保持覺察。因為動最重要。前後順序如下：

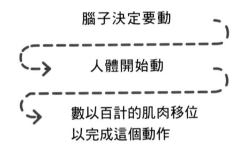

腦子決定要動

人體開始動

數以百計的肌肉移位
以完成這個動作

你看，身體整個是相互連結的。

無聊的科學小知識

我真的不喜歡用術語，因為：

❶ 這是理論，而且理論一直在變。
❷ 我不是科學家。我只探究人天生具備的移動機制。
❸ 我們不用理解專有名詞（遑論科學概念），就能動得很好了。

我最大的信念是大家都應該停止使用術語，直接學著像小時候那樣動。

長時間坐姿，會將脊椎固著成彎曲（圓背）位置，在同一節椎體上反覆施加壓力。

腿部、臀部和脊椎的最大運動範圍遭到固著時，身體會感到緊繃和受限，而這新生成的彎曲脊椎則會迫使你看向下方，於是你感覺情緒低落。彎曲的脊椎形狀也限縮了肺部空間，讓你呼吸不順，這也解釋了為什麼爬上一段樓梯後，會突然喘不過氣來。進入血液的氧氣減少，也導致專注力消退，警覺性降低。

反覆坐著還會阻斷燃燒脂肪的酶，於是你無法輕鬆減掉多餘體重。難怪那些健身計畫失敗了！

試想，年紀大了之後，每件事都變得更容易──公共運輸系統的博愛座、助行拐杖、平房和樓梯升降機，等著我們退休後使用。最常見的老年疾病包括：**冠狀動脈疾病、中風、呼吸系統疾病、代謝功能障礙、第二型糖尿病**。而久坐的生活方式引起的（部分）頭號疾病包括：**冠狀動脈疾病、中風、呼吸系統疾病、代謝功能障礙、第二型糖尿病**。

你注意到這兩個列表有什麼相似之處？根本完全一樣。

事實上，到了 75 歲，有三分之二的人會患上慢性疾病，可能得依賴藥物治療來維持生命。然而，這「可以預防」，在本書中，我不只是教你「動」，還要教你怎麼動得如同天生就會動。

長壽的五要素

我保證，在你翻到本書後面部分並急著開始訓練前，先花點時間看過下面幾頁，你會更了解，健康身體該如何維持一輩子。而且，你還會學到一些關於你身體的新知識。

A. 一種新的語言　　　　**B.** 覺察一切感受　　　　**C.** 對比好的感覺與痛感

　　D. 定義強度　　　　**E.** 啟動分心機制

A. 一種新的語言

你要是有跟健身專業人士（私人教練、瑜伽老師、物理治療師）聊過或曾共事，或許會注意到，他們說的是某種特定語言。他們從理論的角度來討論身體，對每個刺激、限制或無能為力都給出原因。這些想法似乎很有道理，但他們生活在充滿術語的世界，說著健身語言。而在這本書裡，我用的是人體運動的語言。

人體運動的語言給你一輩子都用得上的工具，可以解除身體的限制，任何時候、任何地點都行。對我來說，解除限制的過程應該要提供給所有人，不論是難以自己行動的七十歲長者，還是五歲的學童。要強調的重點是，兩歲的時候，你在坐姿而且雙腿伸直的狀況下，手肘還能碰到地板，而且你永遠沒想過「伸展腿部肌群」就能辦到。其實，你甚至不用說出「膕旁肌群」這個詞。健身語言總在你身體沒問題時說你哪裡不對勁，像是扁平足或核心太弱，限制你進步。

你也知道，身體除了八百多條肌肉，而且是從頭到腳包覆在結締組織裡，也就是你可能聽過的這個字：筋膜。

很多年前，科學家發現身體裡的各個肌肉，為它們命名，定義它們的職掌。二頭肌負責彎曲肘部，三頭肌負責伸展肘部等，挺有道理的，於是他們把所有資訊都放進教科書，裡面有肌肉圖像，及其負責的運動，再以肌肉命名的練習，來強化並延展這些肌肉：背闊肌下拉（Lat Pull-down）、肱二頭肌彎舉（Bicep Curl）、肱三頭肌撐體（Tricep Dip）等等。

但後來我們發現了筋膜，這是種包覆身體，從頭頂到腳底，狀似保鮮膜的物質。人出生時，身體筋膜是柔軟的，但隨著我們受到限制，它會變得緊繃和僵硬。我要點出的是，想要動到身體的某部分，你必會牽連到另一部分，因為筋膜將身體連成整體……所有部位都相關聯。我的看法是，所有部位都是一體。身體就是整體。

那麼，讓我們放下這種試圖強化肌肉，不

停搜尋有形的、可分辨的事物，企圖改進的理論。我們運動時，一切感受到的就是感覺。我之前說了，但要再強調一遍：你的身體能夠做的有數十億，沒錯，就是數十億的動作。現在該放棄訓練肌肉的想法，著手解決真正的問題：你已經忘了怎麼自然的動，而你的第一個起點就是，重新獲得自然移動的能力。

B. 覺察一切感受

你是否曾看著你的狗或貓，或其他任何動物，然後說：「哦，我不知道牠們在想什麼？」但牠們沒在想什麼，對吧？牠們沒有讓思緒附著的語言。我們甚至認為狗坐在那邊沉思，有點荒謬。那麼試想下面這段。

如果你不懂語言，自然也無法思考。你無法用一種不能口說的語言來思考。但你依然存在嗎？當然啦。幼童時期的我們，完全不會口說語言，但依然活著。而消極、恐懼、壓力、焦慮、擔心、尷尬、內疚、後悔、悲傷、苦澀、怨恨，這些字眼在那時對你來說都不存在。

身為嬰兒，你需要上大號時就上大號。你的腦子裡不會出現這個聲音：「天啊，他們會怎麼想我？」你如果想要什麼，哭就是了。你喜歡在下雨天出門，腦子不會出現「好慘」這類的詞彙，最重要的是你依舊存在，儘管你還不通語言。

可以這樣說，在你生命的這個時期，你完全清楚自己的感受，因為你不會老活在腦子裡。你的思緒不會一直發生。

我小時候常以為自己與眾不同，因為我會一直跟自己說話。現在我懂了，每個人都是這樣！我們有個持續進行、極少關機的內在對話。與自己對話的唯一問題是，你沒有活在當下，而且可能不會意識到周遭發生的事情，也忽視了自己的感受。如果你試過冥想，就會知道冥想的目的，是觀照你的想法，或者覺察自己正處於思考的狀態。

那麼，這與解除身體限制的過程有什麼關係呢？

你有好好認知憤怒的感受嗎？生氣的時候，我們會說「我生氣了」。但生氣不是你。你是張三李四這個人，不論你名字是什麼，你是把自己感受名之為「憤怒」的某個人。最重要的是看清這點：當我們完全意識到自己（而非處在無意識地思考）時，就能完全覺察身體的感受。

你現在有什麼感受？沒有？那麼跟著本書練習，去創造感覺。脫離思緒流動的控制，更細緻地意識到身體的感受，這不僅是你即將發掘，這輩子最強大的工具，這工具對於解除身體限制有很大的幫助。

你愈是覺察（意識）到身體在任何特定時間的感覺，就愈能在運動時認識到何時該調整位置，這又回過頭來調整你的感覺。覺察就是一切。把這句當成你的信條：

「我的身體不等於我，我是身體的守護者。我的工作是對身體保持覺察，悉心照看，直到生命盡頭。」

C. 對比好的感覺與痛感

每個人的感受都是獨一無二的，只能由個人，也就是覺受者來定義。我是自己感受的覺受者，你是自己感覺的覺受者。我可以同理，也就是說我認知到你的感覺，但我其實並不能替你感覺。一旦你理解這一點，下一個任務就是你得決定這個感受的類別。

如果你曾經歷過悲傷的分手，可能會把這種感覺描述為心碎。然而在物質層面，你的心臟其實沒有碎裂，但這是你的感受。

如果在學校考試過關，或工作上獲得升遷，你會感受到狂喜、驕傲、詫異和興奮的情緒，但跟上面的例子一樣，你或許不會整個人跳起來，歡欣鼓舞，但你內心會感到雀躍。

在這兩個例子中，我用情緒來描述兩種不同類型的感覺。現在，我要描述身體解除限制過程中，可能出現的不同感受。

首先是好的感覺。正面的感覺會像拉伸或肌肉的感受。我不會形容為舒服感，但如果你感受到不適，大可放心，因為你正在解除身體限制，或努力獲得長遠健康。換句話說，如果你感覺伸展，或肌肉好似燒起來了，那麼應該就有好事發生。這感覺是進步的指標。如果你什麼都感覺不到，那就什麼都沒發生。就那麼簡單。

我們一直被兜售舒服感——舒服的床、沙發、汽車……但為了破除身體限制這個目標，你必須懂得與不舒服共處，但也不要跟疼痛混淆。你不用習慣疼痛。說來或許荒謬，好的感受並不等於疼痛。

疼痛這種感覺，最可能發生在膝蓋、肘部、肩部、臀部、頸部、下背或任何骨骼較為顯著的區域。大多數人會把這種感覺描述為拉扯、刺痛或痛苦。每個人都經歷過這種感受。洗澡水過燙時，你會跳開。這是個訊號——身體很聰明，會發出警訊：「不要過去！」身體告訴你要停下來。疼痛雖然不是個好的感覺，但卻非常有力，若是感受到疼痛，代表你的身體很敏銳。

身體疼痛不會帶來任何好處。我真不建議或推廣大家忍受這回事。

想要解除身體限制，那麼一旦感到疼痛，就要停止目前進行的動作，換個方式來動，找回好的感覺。請記住，我們要找的是不舒服的感受，但絕對不是疼痛。同一個動作裡，你可能需要回到之前幾個練習，直到你不再疼痛為止。

我不推薦或教授快速運動的主因，也正是擔心這種警訊式的疼痛。你快速移動時，會錯失感受身體變化的機會。你會進入戰或逃的模式，這刺激荷爾蒙分泌，蓋過這些感覺。你動得愈慢，就愈能意識到體內的不同感受。感覺是個立即的反饋，告訴你一切正常，可以繼續，或是苗頭不對，該停下來了。

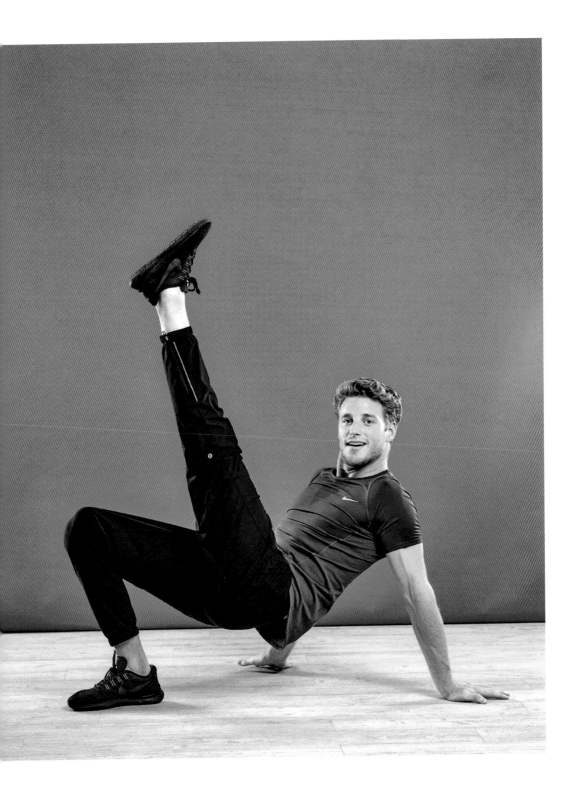

D. 定義強度

為了解除身體限制，我們要能區別自己感受到的強度，所以，我們使用 1 到 10 的簡單計分。如果你男朋友上完廁所沒有放下馬桶座墊，你的生氣程度有多高？對某些人是 1；其他人是 10。感受對於覺受者是件主觀的事。

多年前，我常去健身房練舉重，而且一直做到自己的最大限度，即便我實在無法再多做一次，也會使盡力氣推舉到最高位置。跑步時也是如此，我會用盡所有力量在最快的時間裡到達終點。然後我以同樣的態度投入瑜伽，你能想像我使盡全力拉伸的表情嗎？我看著整間教室，所有柔軟的人似乎毫不費力的伸展身體。我只以為一旦你變得更柔軟，動作就會更輕鬆。但事實並非如此──你只是更擅長處理感受了。當我開始放鬆自己，身體的進步便達到頂點。

以數字衡量的話，我第一次接觸瑜伽時，可說是用了 10/10 的努力。

所以，如果我在拉伸時用到 10，像是死命快點越過終點線，那麼另一端就是進入嬰兒式的我。沒錯，你知道自己要做什麼：「我要好好待在嬰兒式裡放鬆」，或是「我盡可能啥都不做，直到老師發現為止，然後我盡量努力個幾秒，再回到嬰兒式。」

企圖改變動的品質時，理想的努力程度在 6 到 8 之間，可能到 9，因為你更懂得如何處理不適。10 就太多了，過猶不及，你太過費力，失去覺察，最後會傷到自己。但如果你只有 1，不如待在家裡看電視。

在 A 至 D 四項裡，我們已經了解到自己所感受的是專屬而獨特的感覺，我們可以學會更細緻地覺察感受，以及「好的感覺」和「疼痛」之間的區別，最後，如何區隔感覺的程度。在整本書裡，跟隨每個動作的輔助練習，你就能用自己的身體來檢測這個努力量表。但首先，我們要學習最後一件事：分心的力量。

E. 啟動分心機制

現在來到解除身體限制的最後一步：分心的藝術。

眨眼！

我剛剛提到「眨眼」這個詞，你知道自己在眨眼嗎？你之前有發現這件事嗎？

前文探討了好的感覺未必是舒服的感覺，但我們也知道，要讓身體從限制中解脫，這是個非常必要的過程。我們能做的，就是利用這個事實，也就是心智只能一次處理一種感覺，或者關注單一事件。

看，你不能同時感覺樂觀又感到悲觀，也不能同時感到快樂和悲傷。這些感受完全相反。一次只能感受單一感覺的好處是，在身體解除限制的過程中，能分散自己對不適的注意力。

神經正常的人，進入拉伸時應該不會想著：「哇塞，感覺超讚，我想做個一整天！」但這可能會讓人上癮，而你最終會喜歡上這種感受，但真正的好處要從長遠來看。你做到時馬上會有回饋，更重要的是，你慢慢開始看到身體動起來帶給你的好處。

為了幫助你進步，試試下面各種方式來分散注意力，但你必須始終保持覺察，知道身體的感受。你可以：

- 單純專注於你的呼吸
- 看電視
- 聽音樂
- 幻想自己在海灘
- 微笑
- 如果在戶外，數數樹上的葉子

這就是我的長壽五大關鍵。

解除身體限制是一輩子的過程，永遠不會停止。一旦停止訓練身體去動，你就放棄了維護身體健康的責任。

動的過程中，無所謂正位或完美的形式。只有感覺。你感覺到的感受，是身體受限的關鍵，決定了你該採取的行動。

「哪裡應該有感覺？」這問題並不重要。你應該問，「哪部分出現感覺？」或「我現在身體有什麼感受？」

我在這裡列舉的練習，是讀者用來達成目標的工具。沒有人可以替你卸除身體的限制，你的私人教練或瑜伽老師也辦不到，他們當然可以提供指導和回饋，但誰都無法體會到你的感覺。

不要想著你會達到無痛而毫髮無損的完美身體——可以完全蹲下，像摺疊刀般前彎而且雙手貼地，呃，六週內就練成。

請記住，范普頓方法無法短期見效。身體的設計，是要在你未來日子裡順暢移動。一旦你不運動了，等於是放棄活著。你動多少，身體就讓你動多少。你不需要操壞身體，但你得始終如一，運動是個你永遠不會忘記的習慣。

慢慢的，帶著覺察，按部就班地進行。請記住，你正在化解多年來造成的傷害，你的身體需要時間，逐漸找回過去自然而然就能辦到的事，你要有耐心。我跟你保證，你會看到改變。

龜兔賽跑結束——烏龜贏了。

范普頓術語

....

這是本書裡使用的術語列表。先讀懂這些名詞，理解概念，這很重要，不然你可能會有些摸不著頭緒。

運動／動作（MOVEMENT） 很簡單，這就是你要練的動作，就這樣。如果我用「健身」（Fitness）這個詞，你可能以為我是說減肥、「練腿日」、鍛鍊、有氧運動等。我不是指這些。正如前面說過，四歲小孩不需要這些標籤，而我們的目標是像四歲小孩一樣的動，所以我們也不需要標籤。你的身體生來就完美，你的目標是利用運動來回復身體原來的設定，然後保持下去。

覺察（CONSCIOUSNESS） 代表你的全部專注與意識。帶著謹慎的觀照進行訓練，就能在身體陷入疼痛或有害的運動模式時，將它解救出來。覺察會確認你做出調整，避免錯誤。

感官感受（SENSATION） 這是你在進行任何動作時得到的感受。你需要安住當下，保持覺察正念，並且對每個感受保持警覺。當你察覺任何感受，就在腦子裡分類標註——將它區隔為好的感覺或代償（疼痛）。

代償（疼痛）（COMPENSATION〔PAIN〕） 代償是種疼痛的感受，最可能發生在膝蓋、肘部、肩部、臀部、頸部或下背——骨骼的位置。舉例來說，當你做橋式時，可能會感到下背疼痛，就這個例子來看，代償作用可能來自肩膀緊繃，或是髖部緊繃，或實際上來自身體任何部位的限制。哪個位置受到限制並不重要。重點是理解你所感受到的，是某些部位沒有按照設定方式移動，而帶來的

結果，也就是代償。很多人形容代償是劇烈的疼痛，傳遞「不要過去！」的訊息，告訴你要停止。這種疼痛的感受不會帶來任何好處，但請別誤以為這是不好的感覺。這只是個警告，一旦發生了，你就暫停一下。如果蹲下時感到膝蓋疼痛，就換個動的方式，直到好的感覺出現，或是不再覺得痛了。你可能需要調整很多次才能達到這效果。

好的感覺（GOOD FEELING） 雙腿伸直同時又要摸到腳趾時，很多人會在腿後側感受到這種感覺。這多半是種肌肉的感官感受，好像要阻止你繼續進行下去。儘管不太舒服，但對長期改善有其效果。進行前撐（Front Support）也會出現這種感覺，多數人形容是燃燒或疲累感。當然，雖然不舒服，有意識的燃燒感有助於長期效果。

限制（RESTRICTION） 這是經過一段時間後變得緊繃的身體區域。人這個物種，為了生存必須適應；在過程中，不需要的功能就被我們丟棄了。就運動來說，如果你堅持坐椅子而不是自然蹲姿，身體變慢慢失去蹲的功能。小時候我們都有辦法前彎並保持雙腿伸直，手掌貼地，但現在多數人甚至摸不到腳趾了。身體已經關閉了沒在使用的功能。這就是限制。

在我看來，身體限制的元凶有三：鞋子和緊身衣服，椅子，和螢幕。因此，活動受限導致四大問題：體重增加甚至肥胖（欠缺有

效的熱量消耗）；缺乏活動力、柔軟度和力量；姿勢不良、受傷和疼痛；抑鬱或缺乏自我價值。

但是請記住，解決限制的辦法不是動得更多；而是返璞歸真，學習（或重新學習）如何像以前一樣地動。要做到這點，你會聽到我所謂「解除限制」。別擔心，我不會要你光腳走路，穿寬鬆的衣服，辭掉工作，像四歲小孩一樣在大庭廣眾下蹲著。你只是得找到自己哪些地方受限。

神經通路（NEURAL PATHWAY） 你還記得以前怎麼學站嗎？不記得也別擔心，對於很多人來說，這需要花上好幾個月的練習，才能不假思索就能站穩。本書裡有時提到的神經通路，基本上是大腦與身體在特定運動過程中的聯繫。有人稱之為「肌肉記憶」。就像學習站立、爬行和走路一樣，書裡的動作需要學習。最好的結果需要時間醞釀！

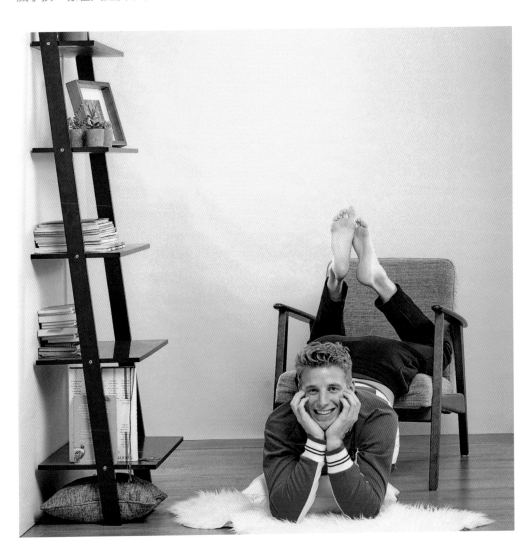

THE 動作 MOVES

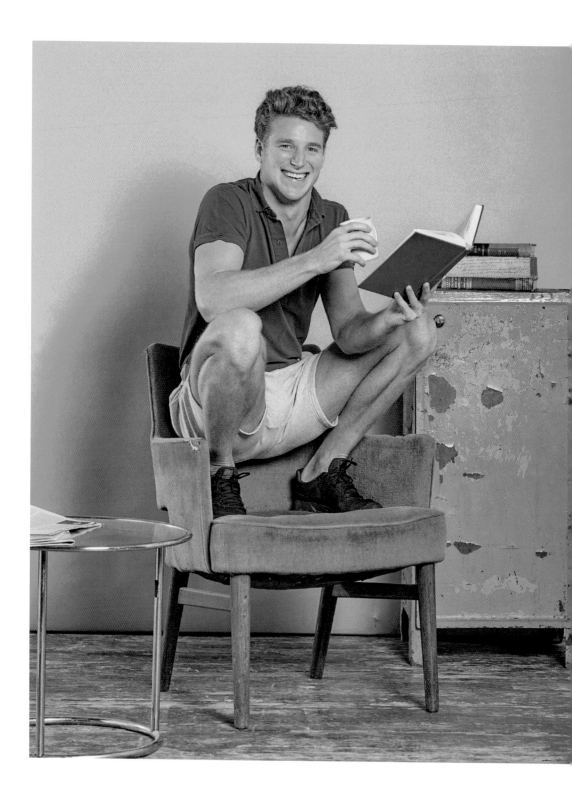

雙手過頭的深蹲

1

蹲姿是非常自然的姿勢，也非常簡單……在你只有四歲的時候。如果你有孩子，或者朋友有小孩，你可以觀察那些孩子很常蹲坐。對小孩來說，蹲姿不是運動，而是休息。

　　然而，你小時候很可能聽大人告誡，不管幹什麼都要坐在椅子上：坐在餐桌前吃飯或寫功課；坐在沙發看電視。等到你開始上學，就開始了一天五小時坐著的生活。到了成年時，坐在椅子上已經成了基本的休息姿勢。我們就此進入史上最大規模的流行病。

　　2012 年的一項研究發現，肌肉骨骼健康狀態，是世上導致身障的第二大原因，影響全球超過 17 億人。世界級的醫療衛生專家伍爾夫教授（Professor Woolf），形容肌肉骨骼疾病的患者，就像沒有輪子的法拉利：「少了活動度和靈敏度，那麼身體其他部位健不健康也不重要了。」

　　我們天生就有完美的髖部和脊椎，現在正是讓身體恢復活力的時候。現在，還沒提供合適解決方案前，我不打算拋出問題。預備開始……

好處

★改善髖部的活動度
★提高腳踝活動度
★改善身體功能
★提升覺察力

但是最大的好處是：蹲姿讓你了解到身體其他部位的最大關節運動範圍。當你進入深蹲，很容易發現身體哪些受到限制。

怎麼動

從本書選 5 個練習，作為你的日常 10 分鐘訓練。找出本章裡需要改進的動作，重複練習直到你可以進到下個階段。每個練習包括 1 分鐘的慢動作跟 1 分鐘的停留。

練習 1 雙腳位置

首先要確保我們的深蹲旅程安全無害。蹲下時，身體與地板接觸的唯一部位就是雙腳。如果多點時間注意腳的正確位置，以此建立蹲姿，那麼完全蹲下的旅程會是簡單又安全的過程。

雙腳應朝向前方，不是向內也不是向外，而且雙腳足弓應該上提。

聽過扁平足嗎？也許有人說過你有扁平足？這或許是過去幾十年穿的鞋，讓你的腳失去自然的足弓而變得扁平。嗯，腳的狀態可以訓練，知道這點應該會讓你很開心。

有人告訴過我，「走路的時候，我的腳會外八。」我的回答是：「走路時注意避免雙腳外轉。」聽來簡單，但是當你覺察到自己站立、走路、蹲下，還有最重要的是移動的方式，你可以開始改正壞習慣，避免自己受傷。我的意思是，真的，你的腳由誰控制？當然是你。所以，當你在街上走動，得要對你的移動方式負責。

你要做的第一件事是站起來，低頭看看你的腳。接下來，正面朝前。進行蹲姿時，雙腳從來都不需要外八。

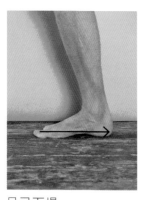

足弓下塌

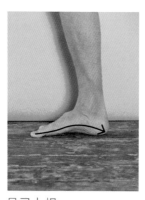

足弓上提

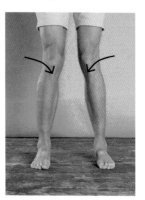

足弓下塌

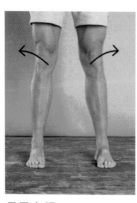

足弓上提

1 分鐘慢動作

站姿，雙腳朝前，**將足弓塌下，再來上提足弓**，盡可能加大動作範圍，看起來如同左圖。

1 分鐘停留

停在站姿，雙腳朝前，**足弓上提**，維持大腳趾貼地，停留。

訣竅：足弓下塌時你會注意到，因為膝蓋會內轉；足弓上提時，膝蓋轉向外。

練習 2 活動腳踝

現在要重複練習 1 的行動，只是改成蹲姿進行。

重點：腳跟的位置愈高，這個動作愈容易。利用瑜伽磚支撐腳跟，幫助你輕鬆移動，也不會痛。

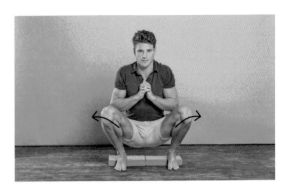

1 分鐘慢動作

採取蹲姿的同時，**慢慢從足弓下塌跟足弓上提之間交替移動**，手肘在大腿上、雙手互握。專注在下列幾點：

- 雙腳朝前
- 體重留在腳跟

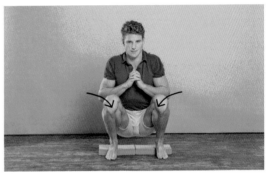

記住：膝蓋間距寬，足弓會上提；膝蓋互相靠近，足弓容易下塌。腳趾要一直貼地。

1 分鐘停留

膝蓋分開寬一些，足弓上提，同最上圖。如果你做得對，應該會感到髖部外側臀部周圍的肌肉收緊。

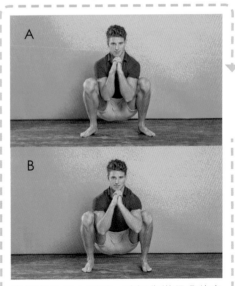

A

B

深度探索

如果你想知道雙腳為何要朝前（這也是瑜伽課常見的教法），不能外八，原因有二：

❶ 雙腳朝外增加足弓下塌的風險，長期來說會傷害腳踝跟膝蓋。動的最高目標是，對身體長遠來說有益處。

❷ 雙腳保持朝前，確保髖部彈性最大化，而不是把身體掛在關節上。

我們來做個小測驗，確認你懂得我的意思。上圖只有一個是正確的，是哪個呢？

答案：B 正確，因為腳踝朝前。

練習 3 蹲在瑜伽磚上捲脊椎

這個練習要求你蹲下時專注在脊椎活動。注意其他部位的同時，雙腳必須始終保持朝前。

左圖中，我的脊椎彎到我的極限；右圖裡，我的脊椎上提到我的延伸極限。

進入姿勢後，請人幫你拍張照，或是照鏡子，看看你的脊椎。不確定自己是否達到完全延伸的狀態，看你的手肘能不能放在膝蓋上是很好的判斷方式。

1 分鐘慢動作

蹲姿，腳跟在瑜伽磚上（你可以視需要用多塊瑜伽磚），**脊椎捲曲，再伸直延展**，目標是手肘能放在膝蓋上。如果這造成聳肩，

增加磚塊來墊高腳跟，直到你可以不用聳肩就能把手肘放在膝上。

下方照片顯示我的手肘太往前了，而太過靠近自己又造成聳肩。

1 分鐘停留

蹲姿，用磚塊（或多塊瑜伽磚），**手肘保持在膝上，延伸脊椎**。記住目前重點：

- 雙腳朝前
- 足弓上提
- 手肘在膝上
- 肩膀放鬆（不要聳肩，不要靠近耳朵）

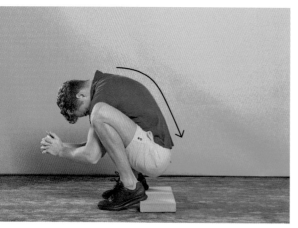

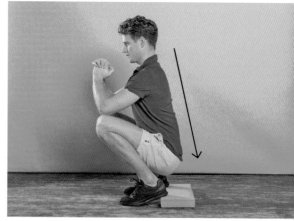

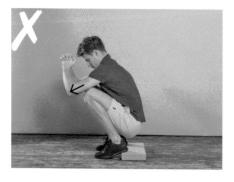

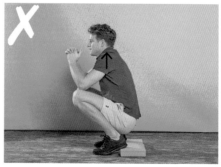

練習 4 有支撐的腳踝運動

這個練習裡，你會蹲在平坦的地面，但雙手抓著某些東西作為支撐，像是燈柱、長杆，或穩固的椅子，所有能反向平衡你體重的東西都行。

這是第一個要求腳跟完全站在地上的練習。如果你感到關節疼痛（很可能是膝蓋部位），請繼續練習無痛的練習 3，直到你可以毫無不適的進入這個練習的位置。

1 分鐘慢動作

進入姿勢同練習 1 跟 2（參見第 34–35 頁），但這次你的體重完全得到支撐，讓你不用擔心摔倒並完全專注在腳的運動：**足弓上提與足弓下塌**。「不要」光站在腳趾上。體重要留在腳跟，腳趾貼地。

1 分鐘停留

這裡的目標是**膝蓋盡量分開並保持足弓上提**。雙腳始終朝前。臀部跟兩髖外側應該會生出燃燒感，髖內側跟小腿也可能出現燃燒感（肌肉的感受是好的感覺；參見下文）。這完全正常——只要不感到疼痛，請停在這個姿勢。

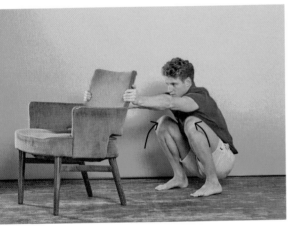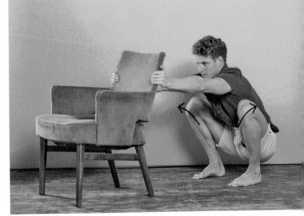

深度探索

好的感覺是某種肌肉感受。我不會形容為舒適愉快，但這是有好處的，因為長期來說對身體運動是好的。另一方面，疼痛對身體的長期好處毫無貢獻。

練習 5 有支撐的捲脊椎

在這個階段，你要練習練習
3 的捲脊椎，但這次有支撐，
之前的瑜伽磚拿掉，雙腳完全
貼地的蹲姿。這個練習也教你
手臂伸直的動作，在後面練習
會常常用到。

這個練習要求你學著利用
核心（而非手臂力量），幫助
自己穩定停留。你或許發現自
己要稍微靠近，或遠離你的支
撐，試著調整到最適合自己的
停留位置。

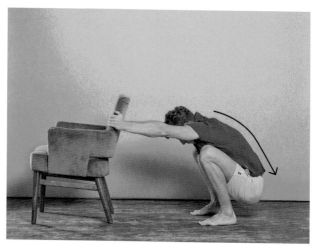

脊椎屈曲

1 分鐘慢動作

雙腳貼地的蹲姿，雙手扶著
支撐物，體重放在腳跟。**在脊
椎屈曲（或說圓背）與脊椎延
伸（伸直）之間移動**，脊椎屈
曲時，膝蓋要在腋窩之下；脊
椎伸直時，胸口要遠離膝蓋。

1 分鐘停留

雙腳貼著平坦地面，採取蹲
姿，抓著支撐物，體重放在腳
跟。**維持脊椎延伸的姿勢**，手
臂打直。

記住這些重點：

- 雙腳朝前，站在平坦表面
- 利用支撐物保持穩定
- 體重落在腳跟
- 手臂打直

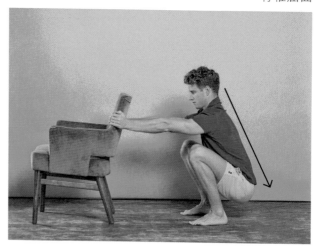

脊椎延伸

- 胸口遠離膝蓋
- 肩膀放鬆──不要聳肩

訣竅：專注在肩膀，盡量往後往下，有助於脊椎延伸，
避免聳肩。

練習 6 頭部有支撐的前彎

這個練習對開髖（這行動有助於達到完全蹲姿）很有效。你會需要瑜伽磚，墊得愈高，做起來愈容易。

可能你完全沒有緊繃感。我教過的學生有的幾乎無法盤腿坐，也有的盤坐相當輕鬆，還能前彎頭碰地，而且毫無拉伸感。每個身體都不一樣。如果你在這個拉伸裡完全無感，直接跳到下一個練習；如果有感覺（身體限制），繼續練習。

注意：身體限制是某個部位積年累月下來變緊繃。

1 分鐘慢動作

小腿交叉，坐直，前面放一塊瑜伽磚，磚塊豎直的拉伸度最少，磚塊側邊著地的拉伸度中等，平放磚塊會得到最多拉伸──找到你覺得無痛的擺放高度。**從髖部前彎，頭往前，直到前額碰到磚塊。**

回到開始的位置，再次前彎，如果（拉伸）感覺消散，請調整磚塊的位置。雙腿交叉位置交換，重複進行，啟動身體不同部位。

前彎的同時，手肘會逐漸觸到膝蓋前的地面。拉伸感減輕後，你就能前彎更深，直到頭可以碰到地板，不用磚塊支撐。

重點：膝蓋不應該有疼痛，如果有的話，雙腳離身體遠一些。

1 分鐘停留

小腿交叉盤坐，**頭在磚塊上，手肘在地上，停留。**雙腿交換再做一次，柔軟度增加，拉伸感減輕後，移開磚塊，讓額頭觸地。

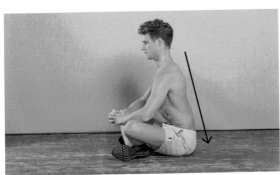

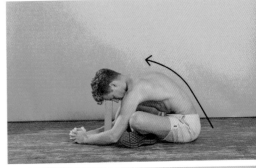

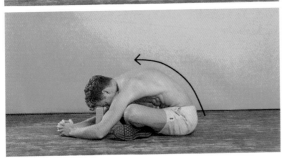

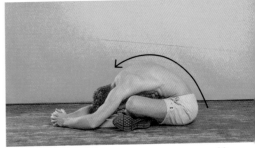

練習 7 膝蓋分開（「蛙式」）

這個階段會找出兩腿內側及鼠蹊的限制。你需要在兩邊膝蓋墊磚塊，髖部要在膝蓋上方，或理想上會在膝後側往雙腳的方向。用鏡子或請人幫你拍照。

小腿應該相互平行，與大腿垂直。首先要將髖部對齊膝蓋，目標是慢慢移往腳跟的方向。

1 分鐘慢動作

進入上述的姿勢，**從骨盆往上翹到骨盆內收的位置間移動**，同時保持膝蓋與髖部直角的位置。骨盆上翹時，下背應該微凹，骨盆內收時，後背是平的。

評估你的感受，這是好的還是壞的感覺（參見第 37 頁）？感覺強烈程度從 1 到 10 如何區分？1：「我可以待在這裡一整天。」（這無法帶來長期改善效果。）10：「我非停下來不可！」（有點耐性：努力帶來雙腿內側的長期改善，感覺強烈程度會減輕。）

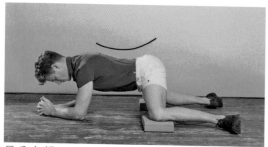
骨盆上翹

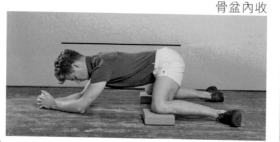
骨盆內收

不要偷懶，也不要過度：評分以 7 或 8 為佳。

1 分鐘停留

維持骨盆內收的位置，評估感受的強烈程度——如果高於 8，兩膝距離縮短，如果低於 7，將膝蓋分開。專注在下列幾點：

- 髖部在膝蓋上方或稍微往後
- 小腿相互平行，垂直大腿
- 手肘在地面

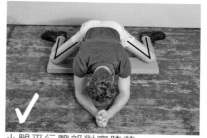
小腿平行髖部對齊膝蓋

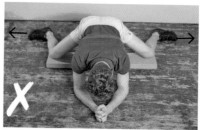

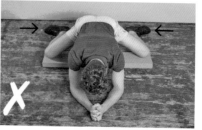

練習 8 蹲姿捲脊椎

這個練習會回到蹲姿，你必須能舒適停在蹲姿，雙腳貼地——如果你還是辦不到，回到腳跟墊磚的練習，多練一些時間，直到你可以腳底貼地停在蹲姿。

1 分鐘慢動作

雙腳與肩同寬，採取蹲姿，**脊椎完全屈曲（軀幹在兩膝之間，雙手互握）**，然後完全**伸展（胸口上提）**。這個動作來到最後，目標是手肘在膝蓋上，合掌並十指互扣。

1 分鐘停留

完全蹲坐，手肘在膝上，脊椎延伸。記得保持肩膀放鬆，專注在下列幾點：

- 雙腳與肩同寬
- 雙腳朝前
- 體重在腳跟上
- 手肘在膝蓋上
- 合掌
- 胸口上提
- 看向前方
- 肩膀往後往下放鬆

重點：這個練習裡，我穿的是平底運動鞋，如果你的鞋子有鞋跟，請打赤腳或穿運動鞋，盡量讓腳跟貼近地面。

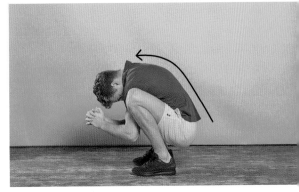

脊椎屈曲（軀幹在兩膝之間）

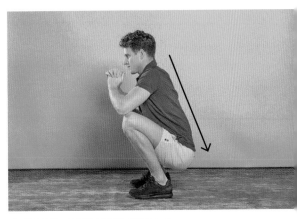

脊椎延伸（手肘置於膝蓋上）

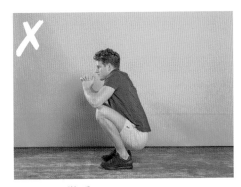

記得不要聳肩

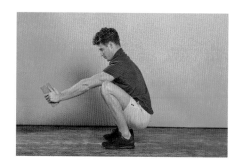

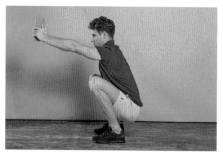

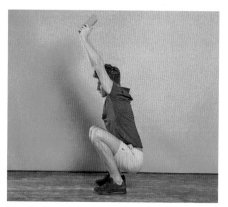

1分鐘慢動作

練習 9 手臂打直上舉

這個練習要採完全蹲坐，加上練習 5 的手臂打直鍛鍊，而且用到瑜伽磚。這為之後的「前撐」（參見第 44 至 55 頁）打基礎，讓你學著從肩膀推出去的技巧。

注意：別光是握著瑜伽磚──主動推離開身體，就算只有一點也好。

1 分鐘慢動作

採完全蹲坐，**將瑜伽磚推離自己**，保持手肘打直（左上圖）。一旦手臂能完全伸直，**將磚塊盡量舉高，推遠推高直到過頭頂**（左下圖）。

1 分鐘停留

採完全蹲坐，**盡量將瑜伽磚舉高往後，肩胛骨在後背滑向上**（下圖左二）。臀部放低，注意不要往上離地，也不要把背部肌肉擠向脖子。看下圖的正確與錯誤示範。記得下面幾點：

- 雙腳朝前
- 膝蓋比臀寬
- 手肘打直
- 用背部（不是頸部）肌肉將瑜伽磚往上推離開身體
- 肩胛骨沿後背往上滑

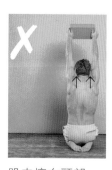

肌肉擠向頸部

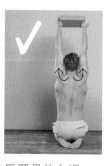

肩胛骨往上滑

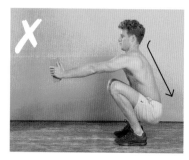

不要拉長脖子

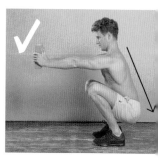

讓手臂主導動作

練習 10 手臂上舉並進入蹲坐

這個練習的目標是從面對牆壁的站姿，降低高度變成蹲姿，但瑜伽磚不能碰到牆壁。

1 分鐘慢動作

站姿雙腳朝前，膝蓋比臀寬，**將瑜伽磚推舉往上過頭，同時慢慢垂直蹲下，變成蹲姿**。目標是**降低高度再回來**，但磚塊不碰到牆，維持雙腳與髖的位置。

1 分鐘停留

站姿面對牆壁，雙腳朝前，與肩同寬。盡量靠近牆壁，**蹲下時磚塊過頭但沒有觸到牆壁**。維持停留在最低的位置。

注意：隨著身體進步，請再靠近牆壁一些，直到蹲下時腳趾可以碰到牆腳。

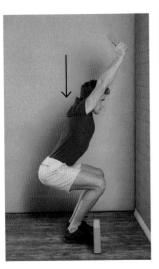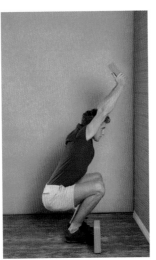

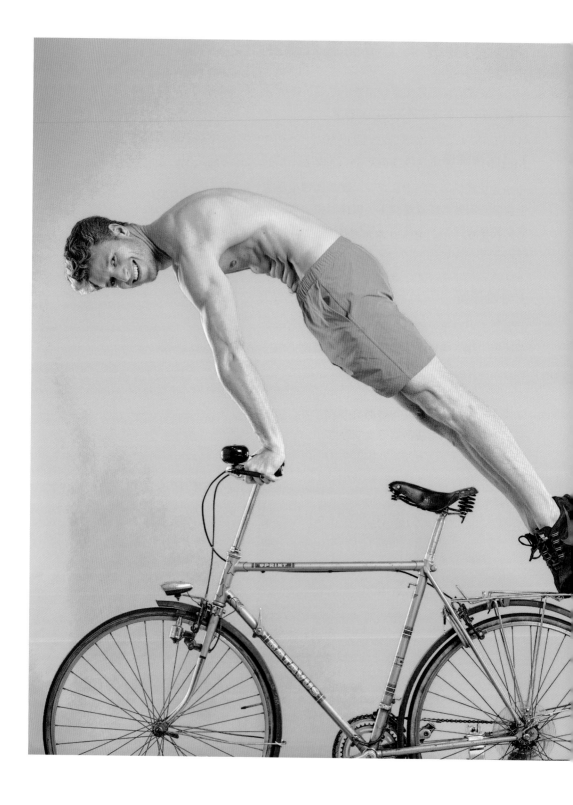

前撐

平板／棒式撐體是當前健身業最常見的練習之一。乍看之下，你可能以為這動作只是另一個平板式；不過，這叫做前撐（Front Support），是奧運體操選手的日常練習，用來強化身體正位。

眾所周知，平板撐體是核心鍛鍊，但前撐是真實測試背部和臀部肌肉以及核心活動程度。 我會在本章解釋如何正確地在前撐時停留，如何避免疼痛以及有常見錯誤會阻礙進步。

透過練習，你就能完美停留在前撐，包括手掌推地、上背部拱起、肩部上推、肋骨內收、肚子內收、骨盆下收、膝蓋打直，還有腳跟併攏。 聽起來很費工夫？沒問題。 讓我告訴你從何著手。

好處

★美化臀部肌肉
★改善骨盆活動度
★覺察背部肌肉
★強化脊椎正位
★強化核心
★強化肩膀
★增加身體覺知

怎麼動

從本書選 5 個練習，作為你的日常 10 分鐘訓練。找出本章裡需要改進的動作，重複練習直到你可以進到下個階段。每個練習包括 1 分鐘的慢動作跟 1 分鐘的停留。

練習 1 手臂打直

這個練習要教你手臂打直的動作,這類似把磚塊推遠的手臂打直上舉運動(參見第 42 頁)。

1 分鐘慢動作

跪在地板上,膝蓋和大腿併攏,坐在腳跟上。十指互扣,手掌朝向軀幹,與肩同高,**將雙手推遠,直到後背由直背變拱背**。肋骨與手之間的距離盡量拉遠。手臂完全打直的同時,會發生以下三件事:

- 手臂外轉,二頭肌朝上
- 肋骨內收
- 上背拱,因此看不見肩胛骨突出

保持前後移動。

1 分鐘停留

採取之前的開始姿勢,**十指互扣推離身體,直到上背成圓背**。停在這個姿勢,保持手臂與肩同高。

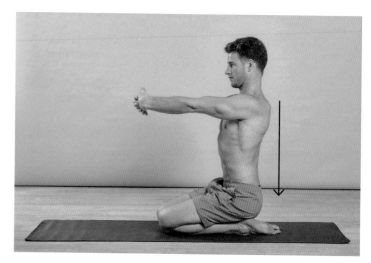

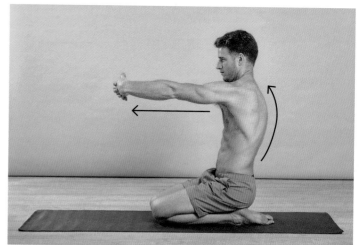

練習 2 雙膝跪地手臂打直

這個階段裡，你要做到前一個練習的動作，但不坐在腳跟上，而是採四足跪姿。這不是伏地挺身，手臂要打直，你要從肩膀用力來達成拱背。

1 分鐘慢動作

四足跪姿，後背打直，手掌在肩膀下方，手指朝前，手臂打直。**慢慢地伸直手臂，肩膀往上推並拱背**。專注在收肋骨，手肘轉向後，並將雙手壓向地板。肩膀應在手腕正上方，不聳肩，視線朝下。

1 分鐘停留

從上述慢動作起始的姿勢進入，**手壓地板，圓肩**，肋骨盡量內收並保持這個位置。你應該感到肩膀周圍、後背跟手臂有燃燒感。

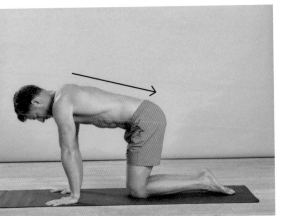
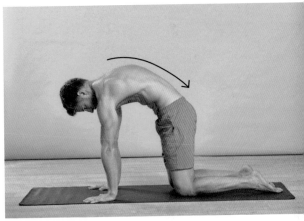

深度探索

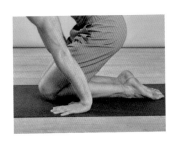
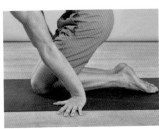

我所謂的「雙手壓向地面」，意指手指朝前，指根指節要貼地（左圖）。如果手腕疼痛，手指稍微向外（右圖），但記得指根始終貼地。

練習 3 骨盆內收

這個階段要求你起身做站姿練習。首先，注意看圖示，分辨骨盆後翹與骨盆內收的差別。接著，我們會試試這到底什麼感覺。

1 分鐘慢動作

站直，雙腳與骨盆同寬，**手臂上舉與肩同高，抱住手臂**。骨盆後翹，觀察你的後背曲線；**再來啟動臀部肌肉將骨盆內收**。你的後背打直。在這兩者之間交互移動，做 1 分鐘。

注意：這個練習裡不要把專注力放在腹部肌肉，臀肌才是關鍵。你可以利用臀肌將骨盆後翹，或是骨盆內收來啟動臀肌。我不管你的重點放在哪，這個階段就是要完全清楚自己是用哪種方式。

1 分鐘停留

從上述動作的站姿開始，**骨盆內收，收緊臀肌並停留**。

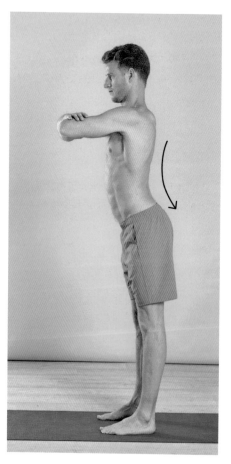
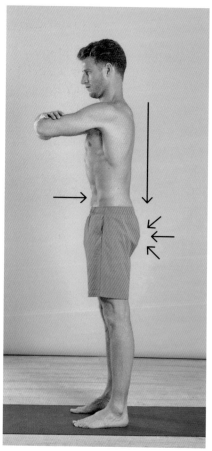

練習 4 跪姿的骨盆運動

下面圖示跟練習 2 相同，但這次你要進一步專注在骨盆的運動。

1 分鐘慢動作

四肢跪姿同練習 2（參見第 47 頁）。**從凹背到圓背，這次還加上骨盆內收作為轉換。**在每次動作末了，你應該感到臀肌啟動。同時你會從平背到圓背，如同練習 2。

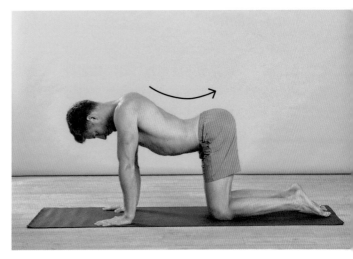

1 分鐘停留

現在需要同時注意幾件事。剛開始有點複雜，需要練習才能做對。從上述慢動作的起始姿勢進入，**骨盆內收並停留**，停留的同時在腦子裡重複這幾件事：

- 雙手壓地
- 上背拱起
- 手臂打直，手肘轉向後
- 肋骨內收
- 視線往下，稍微朝向雙手前面
- 骨盆往下收
- 啟動臀部肌肉

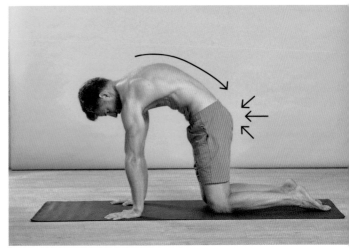

練習 5 手槍式蹲坐停留

這個練習是單腿打直，會完全啟動膝蓋周圍肌肉。

1 分鐘慢動作

腳跟下可先墊磚或書本，直到你能輕鬆將**單腿腳跟離地停留，並將腿往前，膝蓋打直**。慢慢降低與抬起，同時伸直腿。每邊30 秒，或是在困難那一側停久一些。

1 分鐘停留

從慢動作的進入姿勢開始，腳跟在磚上，另一腿往前打直。**延伸腿上舉，保持伸直**。停留 30 秒，再換另一條腿。

注意：你可能覺得這個練習對身體的某一邊比較容易，如果是這樣，在比較弱的那邊停久一些，直到身體兩邊都能輕鬆完成練習。

如果你覺得手槍式蹲坐不好做，試試第131 頁的練習。

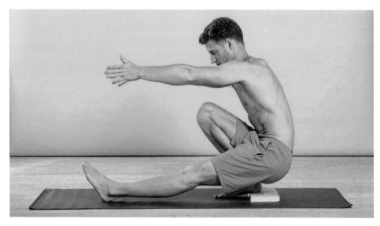

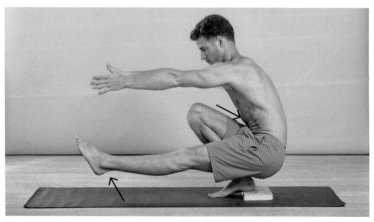

練習 6 腿打直的前撐

前一個練習裡，你逐漸熟悉如何打直腿。這階段的目標是在前撐姿勢裡，延伸並打直單腿。

1 分鐘慢動作

進入姿勢跟練習 4（參見第 49 頁）一樣，**單腿延伸向後，完全打直**。回到最初位置，另一條腿延伸向後，完全打直。交換動作每條腿做 1 分鐘。你應該感到直腿肌肉活化，臀部肌肉有力。

訣竅：你可以依照自己習慣，保持腳尖向後或是平腳板。

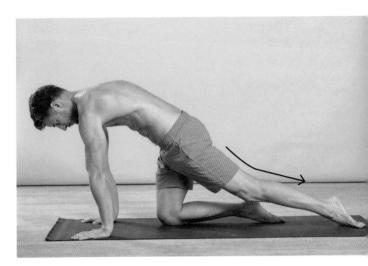

1 分鐘停留

保持直腿打直，停留 30 秒，再換邊。

停留時記住下列幾點：

- 雙手壓地
- 上背拱起
- 手臂打直，手肘轉向後
- 肋骨內收
- 視線往下，稍微朝向雙手前面
- 骨盆往下收
- 打直腿那側的臀部肌肉啟動

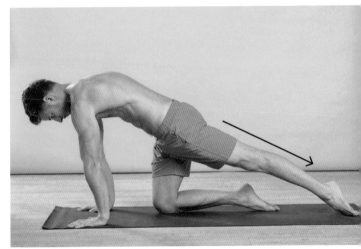

練習 7 腿打直貼地

話說在前，這個練習不會造成背痛——除非你做錯，如果真是如此，請遵循下面建議來解決問題。無論如何，都不要因為疼痛而完全放棄這個練習。

開始之前，位置正確非常重要。肩膀應該在手腕正上方。手臂打直，手肘轉向後。肩膀往後往下，遠離耳朵。不要聳肩。

1 分鐘慢動作

臉朝下趴在地上，雙腿往後延伸，手掌在肩膀下方。**手壓向地，將胸口提起，直到手臂打直垂直地面，肩膀遠離耳朵。**你可能感到下背有些緊繃。**雙腿打直臀部收緊**，脊椎延伸，就能消減下背緊繃，再將大腿與膝蓋離地。交換腿放鬆與打直的行動，持續移動。

重點：你的骨盆維持中立不內收。

1 分鐘停留

起始動作同上，**脊椎延伸，停在腿打直的位置。**保持臀部收緊，肩膀在手腕正上方，轉向後向下，遠離耳朵。

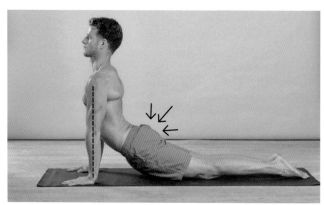

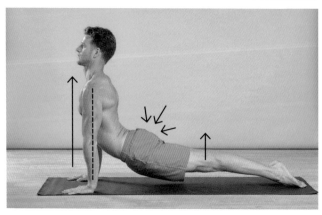

練習 8 上提

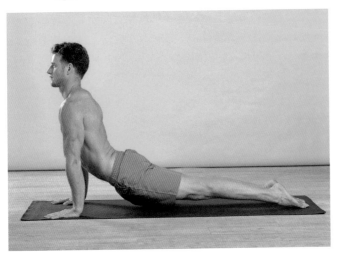

上個練習學到腿打直的姿勢，也是這階段的起始姿勢，這回要從胸腔內收，來將身體上提。

1 分鐘慢動作

從練習 7（前一頁）的停留位置開始，手臂打直，**將胸腔內收，直到脊柱變平，可以停在腳尖觸地的位置**。重複上提與降低的動作，做 1 分鐘。（當身體降低時，大腿不要碰到瑜伽墊。）

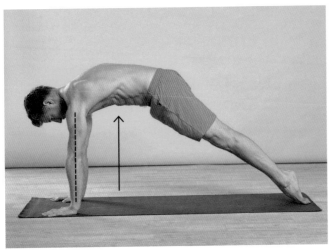

1 分鐘停留

從 1 分鐘慢動作的起始動作進入，**胸腔肋骨架內收，停在最高位置**。注意下列幾點：

- 雙手壓地
- 手臂打直延伸
- 上背拱起
- 肋骨內收
- 雙腿打直延伸
- 骨盆往下收

練習 9 骨盆內收的前撐

這階段的目標是從骨盆後翹轉為骨盆內收，但雙腿保持在打直的狀態。還記得練習3，我們學到了站姿的骨盆運動（參見第48頁）。這是進階版本。

聽過肌肉記憶嗎？呃，我可以跟你保證肌肉本身沒有記憶力。但是，動作會有。你的目標是重塑大腦，讓大腦記得如何像過去那樣移動身體。

原理是這樣的：你用基本方式來鍛鍊某個動作，就像練習1（參見第46頁），專注在一個重點。等到你熟練了練習9，記得移動的不是肌肉，而是大腦已經記下數百個微小動作。換句話說，練習愈複雜，你就愈聰明，對身體覺察愈多。

1 分鐘慢動作

從練習8的停留動作進入（參見第53頁），接著降低高度，讓肩膀到腳趾成一直線，如同前撐那樣。維持這個直線，**骨盆內收**，直到上背拱起，再來骨盆後翹，上背成圓形而下背平坦。重複做 1 分鐘，但身體不要上下移動。

記住：骨盆內收時，你會感到臀肌啟動；而骨盆後翹時會放鬆。

1 分鐘停留

進入前撐姿勢，骨盆內收。停留 1 分鐘。

深度探索

照片裡我的腳背貼地腳趾往前延伸，但你或許覺得踮腳尖比較好使力上提（腳趾推地）。下個練習我們會做踮腳趾的行動。現在先習慣將腳跟互碰，這有助於感受臀肌啟動的效果。

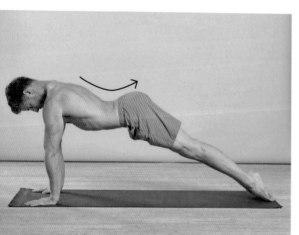

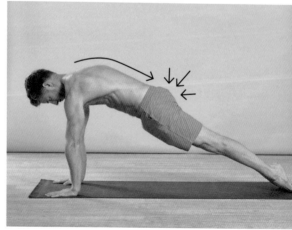

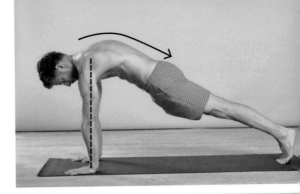

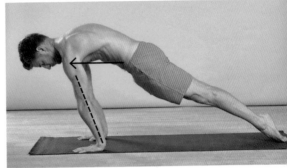

練習 10 身體一直線，
從腳背貼地到踮腳趾

熟悉練習 9 之後，你應該能帶著覺察，慢慢從腳趾貼地轉到腳尖踮起，同時維持身體呈一直線的前撐。

1 分鐘慢動作

跟著練習 9 的停留動作指令，但這次將腳尖踮起。骨盆內收，**慢慢往前**，**手腕與地面角度變小**，從腳尖踮起轉為腳背貼地，同時維持前撐的筆直線條。慢慢前後移動，持續 1 分鐘。

1 分鐘停留

從**腳背貼地的前撐姿勢**進入，停留，注意下列幾點：

- 雙手持續壓地
- 手臂打直，手肘轉向後
- 肋骨內收
- 骨盆內收
- 上背拱起
- 臀肌啟動
- 雙腿打直
- 腳跟併攏
- 壓腳背，腳趾往前延伸

恭喜！

你現在是前撐（也可稱之為平板撐體／棒式）專家了。這是徒手健身訓練的基礎，因為你所有的練習在本書後面還會出現。而且如果你打算迎接挑戰，請翻到手倒立（參見第 112 頁），維持在三點（而非四點）接觸地面的身體直線。祝你好運！

小祕技

站姿

穩定的站姿不只給你更好的體態，燃燒更多熱量，還能減少未來置換關節手術的機率。更重要的是，你會更能覺察身體，也更柔軟。

平板倒立？

這是體操選手的手倒立，挺困難的，但身體用到的技巧跟前撐一樣。看看體操選手倒立，思考一下：

- 雙手持續壓地
- 手臂打直
- 肋骨內收
- 上背拱起
- 骨盆往下收
- 肚子內收
- 臀肌啟動
- 雙腿打直
- 壓腳背，腳趾往前延伸

想更了解怎麼做這動作，請參考 www.roger.coach。

55

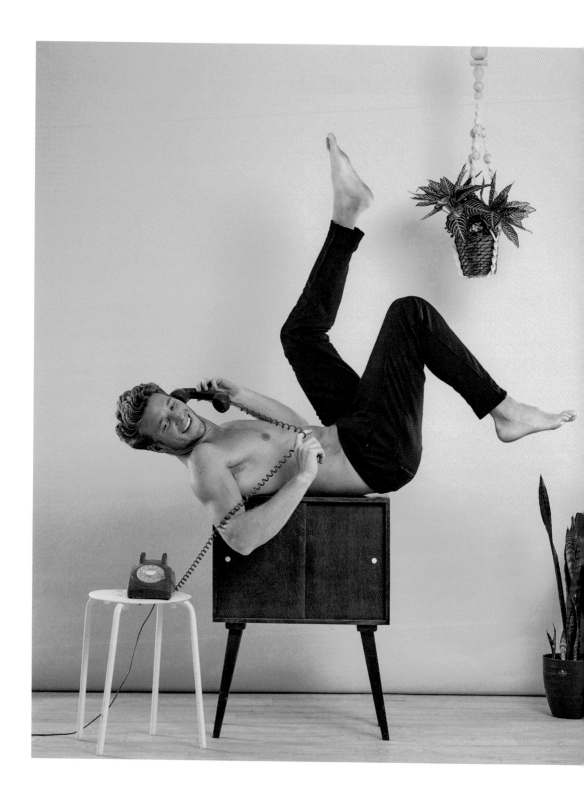

全身屈曲

全身屈曲（Hollow Body）是直接從體操借來的練習，不僅教你如何保持身體在一直線，還強調需要多練的部位：肩膀或髖部是否太緊繃，還是要加強核心力量、脊椎靈活度，甚至腿部柔軟度。這個練習會揭露一切問題。

這個練習裡有好幾個重點，但如果你慢慢按部就班，耐心地進行全身屈曲，就會完全理解身體的行動，以及身體的潛能。

你會學到如何同時保持：肚子內收、手臂打直、肩膀外轉（打開）、肋骨內收、臀肌啟動。

好處

★減少下背疼痛

★強化核心肌力

★胸腔肋骨架活動度

★肩膀柔軟度

★髖部活動度

★更好的身體覺察

★建立身體線條，以便做到手倒立（參見第 112 至 127 頁）

怎麼動

從本書選 5 個練習，作為你的日常 10 分鐘訓練。找出本章裡需要改進的動作，重複練習直到你可以進到下個階段。每個練習包括 1 分鐘的慢動作跟 1 分鐘的停留。

練習 1 抱膝滾背

這個練習的目的是，讓脊椎習慣與某個平面接觸。這也是很好的熱身運動。

最重要的是，確保下背感受到與地板接觸。當你進行本章的 10 個練習時，你會發現大腦與身體的連結愈來愈難維持。現在把工夫放在熟悉下背如何與地板連結，之後你進行更複雜的動作時，就不大會錯過這個細節。

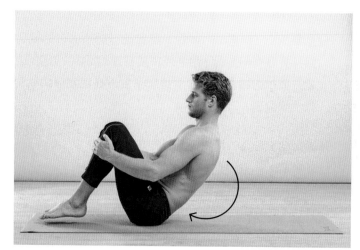

1 分鐘慢動作

坐在瑜伽墊或柔軟的地板，背後要有足夠空間，讓你往後滾動。膝蓋捲向肚子，雙手抱膝；腳底平貼地面。然後**腳提起來**，往後滾，脊椎的每一節都碰到地面，從頭到尾。很快地**再滾回原來位置，直到雙腳踩回地面**。前後滾動維持 1 分鐘。

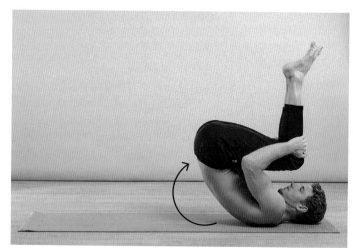

1 分鐘停留

躺在瑜伽墊或柔軟的地板，**膝蓋靠近胸口，整個人捲成球狀**。臀部、頭、肩膀離地。下巴靠近胸口。停留。停在這個位置的同時，注意下背壓向地面。

練習 2 收腹的全身屈曲

這個階段要練習控制腹部肌肉，而訓練方式有二：

❶收緊腹肌（外部）

❷肚子內收（內部）

想做到全身屈曲，就腹部來說，關鍵是要花時間了解外部與內部的差別。全身屈曲要注意的是內收（內部）。

肚子收緊（下左圖），肋骨底端與肚臍的距離便會縮短。你的上背會抬離地面，下背壓向地面。這就是**收緊**腹肌（外部）。

做內收與延展時，要壓低上背回到地面（下右圖），如此肋骨底端與肚臍的距離會拉長。下背仍舊接觸地板，肩膀有點離地。這是肚子**內收**（外部）。

不論是哪種動作，基本上要保持下背與地板接觸。

1 分鐘慢動作

躺在地板上，屈膝，雙腳離地，手臂在身側。**慢慢收緊腹部肌肉來上提上背與肩膀，同時保持膝蓋收進來。手臂也離地（左圖）。**來到最高位置後，**肚子內收，脊椎回到地面，雙腳維持離地**。從腹肌收緊（外部）到肚子內收（內部）間緩慢移動。

1 分鐘停留

從上面的起始動作開始，**身體往上來到肚子內收（內部）位置**。你的肚臍往內收，頭與肩膀維持離地。膝蓋保持收向肚子，雙腳離地。你的下背應該保持貼地。

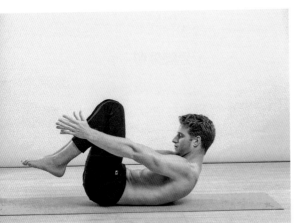

收緊腹肌（外部）

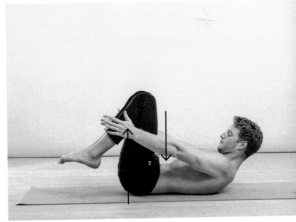

肚子內收（內部）

練習 **3** 進階腹部控制

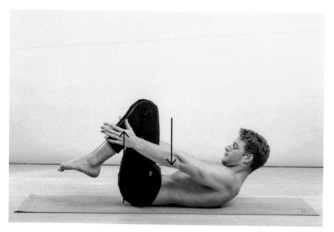

這階段跟之前唯一的不同，是膝蓋要離開腹部，雙腳更靠近地板。你會訓練自己靠腹肌來支撐雙腳重量。用雙手支撐（不要推）頭部。

1 分鐘慢動作

躺在瑜伽墊或是柔軟的平面，膝蓋彎曲收向胸部。雙手放在腦後。**雙腳離地但靠近地面，把頭、頸、肩膀抬起**。從收緊（腹部肌肉）與進階收緊（手托著後腦勺並將腳趾靠近地面）的位置交互移動，維持雙腳離地，下背始終貼地。

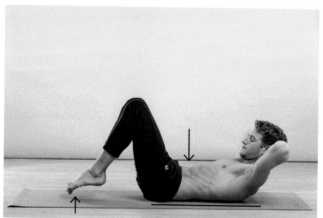

記住：內部意指肚臍內收，像是往下吸向地板；外部是指腹肌收緊。

1 分鐘停留

從上面的起始姿勢開始，**採取肚子內收的方式**：肚臍內收，頭與肩膀離地，雙腳稍微離地，下背始終貼地，停留 1 分鐘。

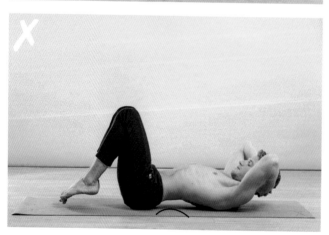

練習 **4** 雙手過頭的肋骨控制

這個階段會練習肋廓（胸腔肋骨架）的運動。拉一張瑜伽墊跟瑜伽磚（或用這本書），平躺並進入全身屈曲的姿勢。

首先要請你舉磚過頭，看能否觸及地板，測試脊椎與肩膀的活動度。一開始碰不到沒關係，但碰到地面時不能將肋骨架離地──如果肋廓上提，就動太多了。

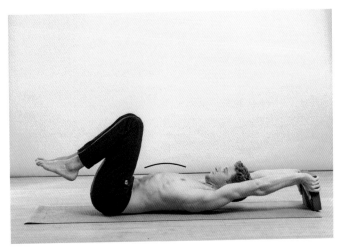

1 分鐘慢動作

躺姿，維持全身屈曲的位置（參見第 59 頁），**拿磚塊（或書本）舉到盡量過頭的高度，朝向後方地板。**你的下背不應離開地面。**手臂前後運動，維持 1 分鐘。**

1 分鐘停留

維持全身屈曲的起始姿勢，收肋骨，肚子內收。**手臂延伸過頭，肋骨盡量維持內收，停留。**

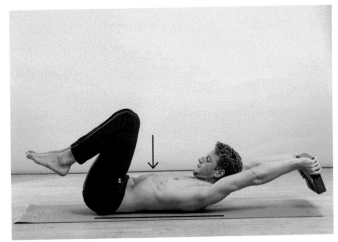

練習 **5** 推與收

我上了好幾年瑜伽課,暗自希望有人把我叫到旁邊,教我如何正確做這個強度的練習。後來是我學到體操後,才真能做好這個姿勢。

起先你可能看著圖片想,「我知道這個姿勢」。相信我,這不是嬰兒式也不是你以為的肩膀伸展,儘管看起來有點像。這練習不簡單,需要力量與柔軟度,而且你要知道這兩件事:

- **收**:是指肚子內收(內部,如同練習 1)。
- **推**:是手臂外轉(開展)並主動推出去。

重點:不要把胸推向地面,也不要讓肩膀垮下來——後背必須保持平坦。否則最後對身體壞處多於好處。

1 分鐘慢動作

在瑜伽墊上進入四足跪姿。手臂往前延伸,手刀觸地,拇指朝天花板——這能幫助肩膀外轉(打開)。**手指(拇指向上)帶領手臂主動往前延伸推出,肚子內收**。你的胸口會接近地面,但不要彎曲手臂;維持手肘打直,讓推與收帶領動作。

1 分鐘停留

從上個動作最後停留姿勢開始,**看向雙手並停留,主動將手往前推,同時肚子收進身體**。肚子拉回身體的同時,臀部應該在膝蓋上方。下兩圖是從坐姿的不同角度拍出肩膀應該有的行動。右上圖的肩膀內轉(關閉);右下圖才是外轉(打開)。

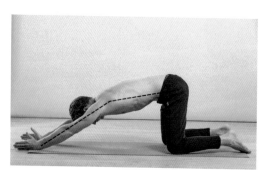
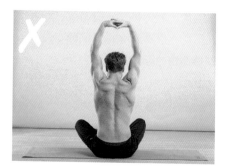
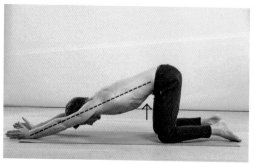
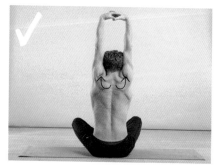

練習 6 腿打直的金字塔式

直腿金字塔式能改進你的手舉過頭的運動範圍——這是做到全身屈曲的必要元素。我建議你在進行這個練習之前，先熟悉練習 5，因為兩者完全相同，只是這裡必須打直腿。如果你做過瑜伽，這看起來有點像下犬式。兩者有相似之處，但你的注意力要集中在肩膀，而不是讓腳跟碰地。

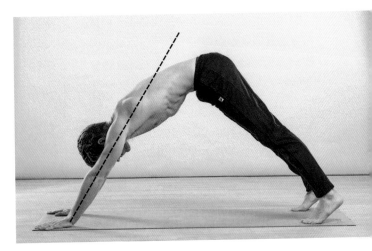

要正確安全的練習這個姿勢，你需要：

- 用雙手**推**
- 腹部拉**收**

1 分鐘慢動作

從四足跪姿進入，手與肩膀同寬，手指朝前。**膝蓋離地，踮腳尖，將上身帶起來。接著雙手推地面，肚子內收。**這會將臀部推到最高位置，腳跟降低高度，讓手腕到臀部成一直線。雙腿打直，形成金字塔形狀。慢慢進行做滿 1 分鐘。

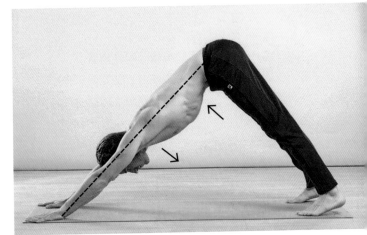

1 分鐘停留

停在上個動作的金字塔裡，**手推地板，肚子內收。**這讓脊椎伸直，肩膀外轉。雙腿始終保持打直。

練習 7 單腿全身屈曲

這個練習裡要觀察腿伸直的功能。腳背打直對臀部收緊很有用，也是這個練習的要點。這個練習不再只是專注要收進肚子，我們得啟動臀部力量才能創造進步。

1 分鐘慢動作

以收腹的全身屈曲（參照第 59 頁）躺下，收腹且肩膀稍微離地。雙手放在脖子後面（作為支撐，不要推脖）。**單腿伸直，腳背打直並收緊臀部，同時打直腿**。延伸腿的腳要稍微離地——你應該主動將腳推離自己。

注意：屈腿的作用是保持肚子內收。

現在**將打直腿收回屈腿位置，同時伸直另一條腿，腳背打直**，稍微離地。腿完全伸直後，再慢慢收回，換另一條腿。持續緩慢交換雙腿伸直。

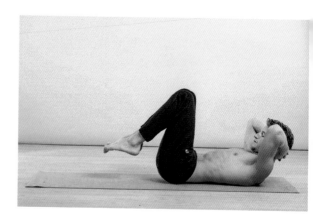

1 分鐘停留

維持單腿延伸 30 秒，再交換（需要的話可在比較弱的那邊停久一點）。注意下列幾點：

- 肚子內收
- 收緊臀肌
- 膝蓋打直
- 腳背打直
- 延伸腿要打直

進階版：一旦你覺得停 30 秒變輕鬆了，將目標放到每條腿停留 1 分鐘。

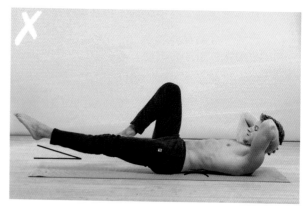

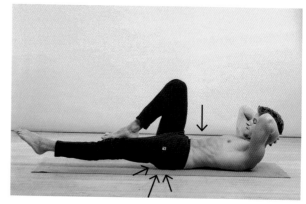

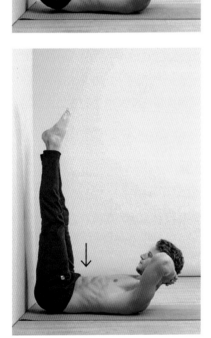

練習 8 靠牆全身屈曲

這個動作的設計是要同時測試你的核心力量跟雙腿延展度，因為這兩者會互相影響。

1 分鐘慢動作

從收腹的全身屈曲（參見練習 2，第 59 頁），臀部盡量靠近牆壁，雙手支撐後腦勺。目標是藉著**延伸腿部，將身體從收腹位置轉為腿打直的狀態**。你的雙腳不能碰牆而脊椎要維持貼地，進行 1 分鐘。

1 分鐘停留

盡可能內收腹部，同時將腿伸直並且離開牆壁。脊椎要一直貼地，雙腿保持打直，停留 1 分鐘。

訣竅：如果很難維持雙腳離牆，就將臀部離牆遠一些，直到你可舒適停留，並且將後背貼地 1 分鐘。

進階版：準備好的話，可以更靠近牆壁，讓雙腿後側貼牆，再進入動作。接著將腿離牆並停留 1 分鐘。

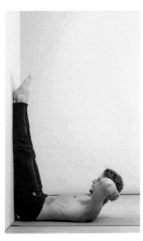

進階版

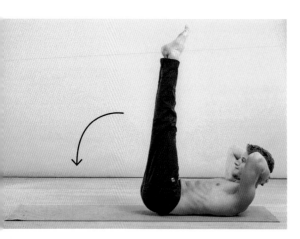

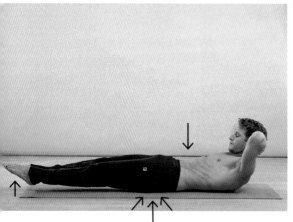

練習 9 雙腿全身屈曲

這個階段裡，會再次觀察雙腿在全身屈曲這動作裡的重要性。練習之前，你要確認自己已經熟練單腿全身屈曲（練習 7，第 64 頁）。

重點：我看到大家練習時最常犯的錯，就是肋骨架打開（參見第 61 頁），這會給下背增添壓力。

1 分鐘慢動作

從雙腿向上並稍微指向頭（像是遠離假想的牆壁）開始。從這個位置保持背部平坦，**同時緩慢將雙腿降低，但不要碰到地板**。確保下背部始終貼地。保持腿部上下移動整整 1 分鐘。不要忘記：收緊臀部並內收肚子是最基本的。

訣竅：雙腿靠近地面時，記得要收緊臀部——只是為了確保你會在雙腿降低時進行，再抬高腿部。

1 分鐘停留

跟著慢動作練習的指令，降低雙腿接近地面。**維持雙腳稍微離地，腳背打直，盡可能停留久一點**，理想上是 1 分鐘整。如果你感到不支而下背推離地面，回到單腿或彎曲雙腿靠近腹部。注意維持這幾點：

- 腹部內收
- 臀部收緊
- 雙腿打直
- 腳背打直
- 下背貼地

訣竅：雙手支持頸部，可避免動作時脖子緊繃。

練習 10 整合練習──完整全身屈曲

這個練習會測試肩膀活動度以及核心力量，來做到完整的全身屈曲。肚臍內收來保持下背貼地是測試核心力量，手臂過頭要依靠肩膀活動度。目的是讓手臂落到背後的地板，同時雙腿抬起，你的背部仍與地板接觸。（正如你所看到的，拍照時這個動作對我來說有點侷限！）

你可能得先嘗試彎雙腿或單腿來進行練習，然後再轉到全身屈曲。首要重點是保護下背。

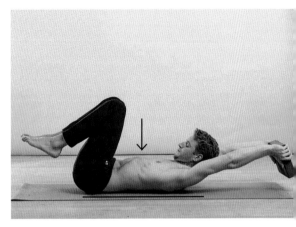

1 分鐘慢動作

躺在練習 4 的最終位置（參見第 61 頁），但手臂放在身體兩側。**盡可能將手臂高舉過頭，讓肩膀外轉。**不要只是張開肩膀，而是要將手推遠。拿磚可以強化效果。向後推的同時，手臂會打直而肘眼（肘部內側）彼此互對。像練習 9（見前一頁）的最終位置一樣伸直雙腿。**雙臂高舉過頭，膝蓋從屈曲轉為打直，將肚子內收，雙腳離地。**重複再做。

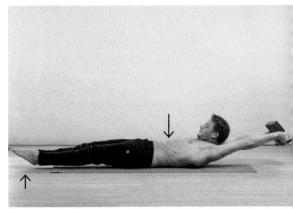

1 分鐘停留

躺姿，身體完全伸展，如同慢動作練習那樣，雙腿稍微離地，手臂打直，完全延伸過頭──這是完整全身屈曲。停留 1 分鐘整。

小祕技

辦公室拉伸

　　坐在辦公室裡，正可以充分利用這個小祕技。手臂在身後，環繞椅背十指互扣。確保你的：

- 肩膀伸展往後
- 手臂打直
- 肚臍內收

　　這有助於保持肋骨向下，就像在全身屈曲一樣。你第一次將肩膀向後伸展時，肋骨架會打開。肚臍內收會增加拉伸的張力。

　　有關這個練習的更多建議，請參考 www.roger.coach 。

深度探索

我記得幾年前第一次認識全身屈曲，出乎我意料的是，即便是在屈曲的位置，還是能讓我的下背貼地，肚子內收。

我開始進行徒手訓練之前，跟多數年輕人一樣，會去健身房舉重，做一般常見的臥推和二頭肌彎舉。我相信這能讓我變壯。然而，全身屈曲展現了我在健身房訓練的實際成果：做這些我生來就該會的動作時，我變得極端緊繃僵硬。

雖然健身房的訓練也不全是浪費時間，但要恢復天生的移動，代表我要花費大量時間來消除重訓（而非自然運動）而衍生的所有身體改變。

每個人天生就會各種各樣的動作。瞭解這個事實讓我願意這輩子去慢慢回復天生就有的動作範圍。大家問我怎麼「變得」靈活，我的回答是：「你天生就靈活；只是要花一些時間來恢復你的柔軟度。」

我從來沒有試過收進肚子的感覺。當然，我做過仰臥起坐、平板撐體，甚至還玩過健腹輪和瑜伽球，但我一直在抓緊腹部（收緊腹肌），而不是這些練習裡說的，從肋廓收進肚子。腹部內收是由內到外訓練超強身體的關鍵之一。

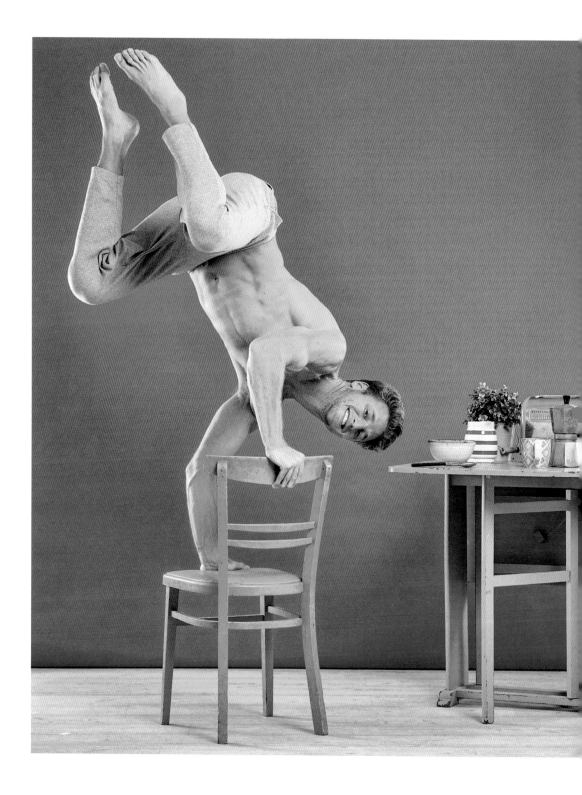

蛙立式

4

．．．

蛙立需要技巧。然而，重點是一開始就要正確了解，如同頭倒立（參見第 112 頁），蛙立不是平衡練習。這是個必須經過多次失敗才能成功的練習。我所謂的失敗，意指沒能掌握背後的技巧——但經過幾次紮實的練習，同時糾正自己，你終會得到那個「我懂了！」的一刻，每個環節都剛巧到位。

　蛙立，就像搭建房子要從穩固的基礎開始，單單是一次又一次嘗試平衡，其實會導致受傷，而且也無法往上更多（如果你想要做到頭倒立或者更加進階，像是第 124 頁的「起飛」）。這是需要花時間的練習；一步步奠基，逐步往上，一點一點進步。你絕大部分時間都站在腳上，所以要有耐心：用雙手支撐體重會需要一段時間才能適應。

　我喜歡這個練習，因為不只練習時要保持覺察，也幫助我確立自己離開舒適圈的能力，從而強化信心。此外，蛙立給身體的好處是讓我更強壯，並訓練體內新的神經通路。

　你會一邊站著一邊想「我怎麼站好」嗎？當然不會。我保證，這樣不假思索就能站好的工夫，需要花上幾個月的時間，每天努力練習才能成就。做這個練習時，想像那個幼兒的自己，很想站起來，於是練習、練習，再練習，總有一天你會熟練它。

好處

★ 改善手腕活動度

★ 增加手臂、背部，及肩膀力量

★ 強化核心肌力

★ 增加信心

★ 更能覺察身體

怎麼動

從本書選 5 個練習，作為你的日常 10 分鐘訓練。找出本章裡需要改進的動作，重複練習直到你可以進到下個階段。每個練習包括 1 分鐘的慢動作跟 1 分鐘的停留。

深度探索

　慣用右手的人，無法馬上用左手寫字，反之亦然，這是因為神經通路沒建立。透過訓練，用非慣用手來寫字，才能達到兩手同樣靈活的境界。藉由新的動作或平衡練習，你未必需要訓練特定肌肉，而是靠重複使用來重建大腦機制，創造新的神經通路，將這個動作植入你的能力並運用自如。就像站著那樣自然。

練習 **1** 手的力量

你想要明早醒來覺得脖子痛嗎?不想吧,我也不想。所以請把手的位置擺對。如果雙手沒有完全支撐你,那麼你的頭就得擔負這項重任,然後就會脖子痛。如果書裡任何你第一次嘗試的練習會導致脖子痛,這表示你沒按照正確的順序跟著做。

1 分鐘慢動作

首先拿一兩張瑜伽墊。需要的話兩張墊子疊在一起,墊子短邊靠牆。面對牆壁跪著。第一個要進入的姿勢是這樣的:**頭頂朝下貼地,後腦和頸部靠牆;雙手用力壓進膝蓋兩**

側的地面;手肘彎曲成直角,靠近身體兩側。目標是一次提高單邊膝蓋,並放在同邊的手肘上。換邊,提起另一邊膝蓋,並繼續動作1 分鐘整。

1 分鐘停留

採取慢動作練習的進入姿勢。**提高單邊膝蓋,停在同邊的手肘 30 秒。**回到地面,然後換另一邊膝蓋與手肘。如果你想再進階一點,挑戰自己做到每邊 1 分鐘。

離開停留位置後,問問自己:頭或脖子感到緊繃嗎?如果答案是肯定的,你需要訓練雙手與手臂,負責更多支撐力量。你的頭雖然也是接觸地面的一個點,但不是支撐體重的主要位置。

重點:記住這個練習的目標是教給你雙手的位置。手指指根要推進地面,才能給你足夠力量來支撐膝蓋與手肘。此外,確定手肘保持收向身體兩側。(參見右下兩圖)

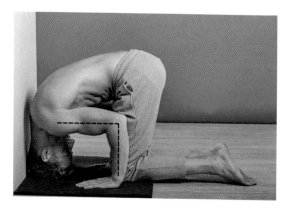

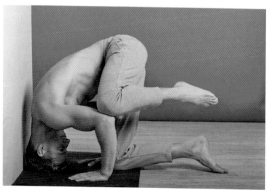

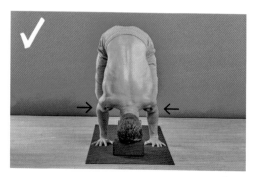

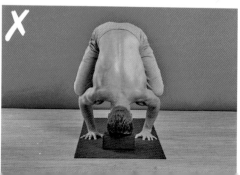

練習 2 直腿的手臂力量

這個階段要把腿伸直，但手臂、頭跟手肘維持原來位置：後腦靠牆，手肘上提靠近身側，前手臂垂直地面。趾尖點地往前推，讓上背貼牆。但如果這給頭帶來壓力，將雙腳退後一些。

重點：你的頭要垂直並靠牆──絕對不要離牆，否則會折到脖子。

1 分鐘慢動作

跪姿，面對牆壁，頭頂朝下貼地，後腦和頸部靠牆；雙手用力壓進膝蓋兩側地面，手肘彎曲。**慢慢伸直雙腿，手掌壓地，膝蓋上提，趾尖點地。**前手臂垂直地面。上提並降低身體，做滿 1 分鐘。不要讓手肘倒向兩邊。

1 分鐘停留

採取慢動作練習的進入姿勢。**膝蓋上提，雙腿伸直並穩定身體。**如果一開始覺得太難，雙腿微彎。腿的延展度與核心能力會影響這個練習成果。停留時做到下面幾點：

- 後腦緊貼牆面
- 前手臂與地面垂直
- 手肘拉向身體
- 雙手用力壓向地面
- 肚臍內收
- 上背靠牆

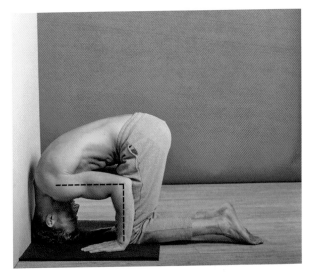

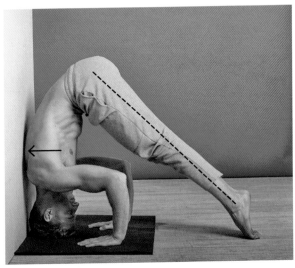

練習 3 膝蓋靠手肘

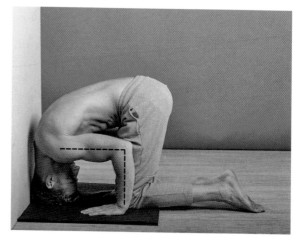

這個階段要將腿打直,再把一邊的膝蓋放到同側手肘上。有些人覺得手腕痛,這是手臂力量不足以停在這個姿勢,而出現的身體代償。將雙手稍微往牆壁移,可改善這狀況。這動作的目標不是忍痛進行,而是透過感官感受來認識身體。

從練習 1 與練習 2 的姿勢進入:後腦勺貼牆,手腕靠近膝蓋,手掌緊壓地面。

1 分鐘慢動作

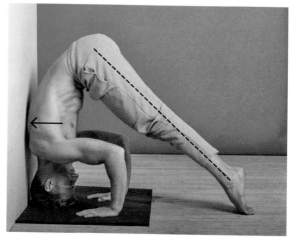

進入姿勢後,膝蓋上提,雙腿打直。**單邊屈膝,靠在同側的手肘上,再來回到原來腿伸直的位置。**換邊重複。交換雙腿做滿 1 分鐘。

記住:雙手穩穩下壓,轉移頭頂的壓力。練習後手臂應該感到有些疲累。

1 分鐘停留

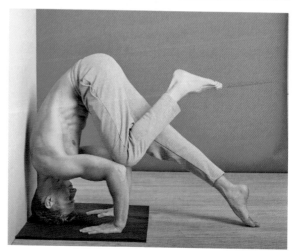

採取慢動作練習的起始姿勢,雙腿伸直。**兩邊膝蓋各停在手肘 30 秒。**想要更進階的話,試試每邊停留 1 分鐘。

練習 4 屈肘前傾

這個練習需要離牆。這動作幫助手臂建立力量，教你認識前手臂的位置，這些都與蛙立直接相關。

1 分鐘慢動作

跪在瑜伽墊上，雙手貼地，肩膀在手腕上方。**手肘彎曲，上半身前傾靠近地面。**前臂與上臂成直角時停住。鼻子與胸口要離地，手肘收向身體——這是穩固基礎的關鍵動作。慢慢伸直與彎曲手臂，讓身體上下移動。膝蓋始終著地。

1 分鐘停留

四足跪姿，手臂伸直，**身體往前傾，手肘彎曲並降低高度，上臂與前臂成直角。**停留。手肘要拉向身側，前臂在手腕上方。

深度探索

年輕一點時我常做伏地挺身。後來改成做正確的蛙立。如果我從沒練過伏地挺身，就不用花那麼多時間重新學習手肘內收的行動。完美的技巧訓練加上基礎知識，不僅可以防止受傷，也保證進展迅速。本書裡的每個練習環環相扣，逐步奠定你的程度，直到最後完成目標練習。蛙立成功的基礎，在熟練前傾這個練習。而且還有額外好處！它幫助你做到頭倒立跟直膝舉腿支撐（參見第 112 和 128 頁）。正如我叔叔說過的，「環環相扣。」

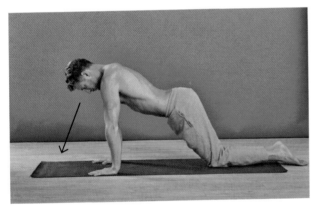

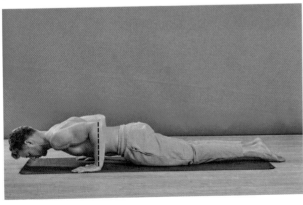

練習 5 屈肘前傾與骨盆內收

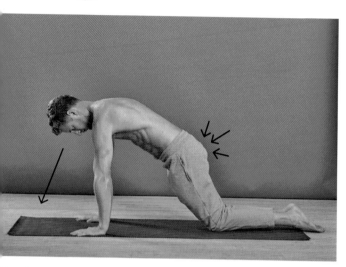

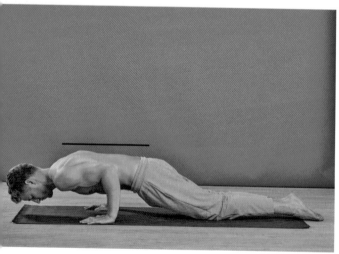

這個練習會重複練習 4（參見第 75 頁）但骨盆要完全內收（參見第 54 頁）。

1 分鐘慢動作

在瑜伽墊上，以四足跪姿進入，骨盆內收，臀部收緊。**手肘彎曲並往前傾，維持骨盆內收，降低高度靠近地面**，跟前一個練習相同（參見第 75 頁）。維持屈肘姿勢，停留幾秒，保持手臂成直角。手肘應該貼近身體，前手臂在手腕正上方。慢慢將手臂推直再彎曲，同時骨盆內收。

記住：手肘維持拉近身體並前傾軀幹，是打造穩固蛙立基礎的關鍵。

1 分鐘停留

膝蓋跪地，骨盆內收，手臂打直，**接著身體往前傾並降低高度，來到屈肘的位置**，兩邊手臂從手肘彎曲成直角。停留。

練習 6 屈肘前傾與雙腿打直

這個練習要將身體降低到蛙立的高度,但你會從一般平板撐體開始,骨盆不必內收。這姿勢構成蛙立的基本手撐位置。

1 分鐘慢動作

從平板撐體進入,骨盆不內收(參見第 55 頁),**身體往地板降低並停留,手肘彎曲成直角**。慢慢上下移動,降低時前傾。只有腳趾與手掌接觸地面。

1 分鐘停留

從慢動作的起始姿勢開始,**身體往地板降低,直到手臂彎曲成直角,只有腳趾與手掌接觸地面。停留**。你的手肘要拉向身體,前手臂要在手腕正上方。

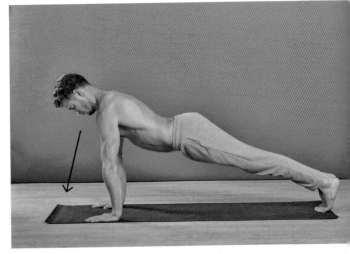

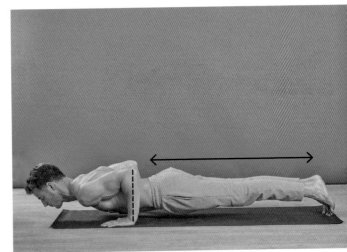

練習 7 屈肘前傾加上雙腿打直跟骨盆內收

開始本練習之前,要非常熟悉練習 4 到 6,並且建立了穩固的前撐。本練習結合了骨盆內收跟雙腿打直。

記住:前傾不夠會導致手肘朝後並往外打開,這給身體帶來不必要的壓力。將手肘拉向身體並從肩膀前傾是做蛙立的關鍵。

1 分鐘慢動作

從一般平板撐體進入,骨盆內收,臀部收緊。**身體往地板降低,直到手臂彎曲時停留,手臂成直角。**只有腳趾與手掌接觸地面。慢慢伸直與彎曲手臂,讓身體上下移動。

1 分鐘停留

從上述慢動作姿勢開始做,直到身體降低到屈肘位置。停留。手肘靠近身體,確認前手臂在手腕正上方。

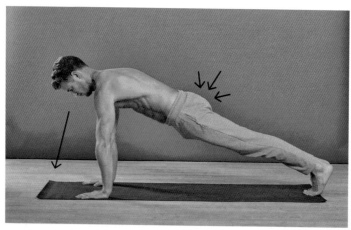

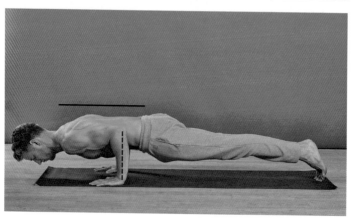

練習 8 兩塊磚的蛙立

這個練習可能要你打破恐懼的藩籬，為了簡化這個過程，你要讓地板來靠近你。將瑜伽墊短邊拉向牆腳，在牆腳放瑜伽磚，至少兩個，愈多愈好，這會減少你需要前傾直到頭碰到地的距離，這個練習是建立信心的好方法。

重點：雙腳不是因為你出力要它們離地，而是前傾造成雙腳離地——腳是跟著身體移動而動。信不信由你，前四個練習正是教你這個道理。確認自己已經熟練前面幾個練習，再進入這個進階練習。

1 分鐘慢動作

蹲姿，踮起腳尖，雙手放在前方地面，手掌貼地，手指朝前，手肘朝向後方。**膝蓋置於手肘上，手肘彎曲並前傾，直到頭碰到磚**。這個動作會將雙腳帶離地面，膝蓋靠在手肘上。慢慢回到原來姿勢。往前傾與往後的行動是要建立你的信心，並習慣雙腳離地。

1 分鐘停留

從慢動作起始姿勢開始，**頭放到磚上，以上述最後的姿勢停留 1 分鐘**：膝蓋要靠在手肘，前額應該在磚上，雙腳離地。

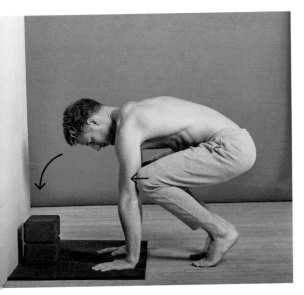
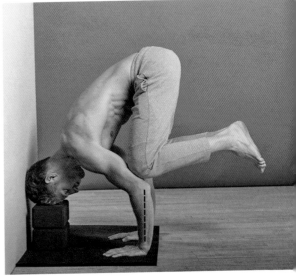

練習 9 一塊磚的蛙立

先確認自己熟悉前一個練習，再開始這個練習：你會再重複同樣的行動，但這次只有一塊磚（如果上個階段你用了超過兩塊，這次就拿掉幾塊磚）。減少磚塊數量，要頭碰地，你就必須往前更多。這個練習對建立信心與正確技巧很有幫助。

1 分鐘慢動作

從練習 8 的踮腳蹲姿開始（參見第 79 頁），膝蓋放在手肘上方，屈肘並往前翻，直到頭碰到磚塊。

1 分鐘停留

從踮腳蹲姿進入，**往前翻並將頭碰磚**。膝蓋要在手肘上，前額應該在磚上，雙腳離地。停留 1 分鐘整。

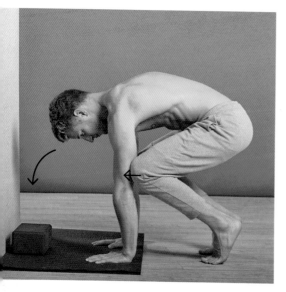

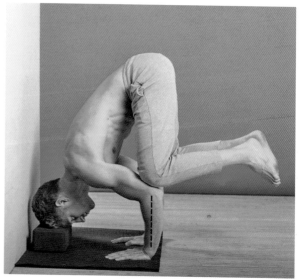

練習 10 蛙立

來了！這就是蛙立完成式！別忘了，摔倒不是出醜，也沒什麼大不了。我花了好幾個月，最後變得很會摔。如果你的蛙立看起來像右圖，我可以說你就快成功了。

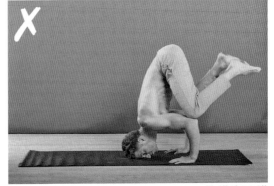

做錯也不錯

1 分鐘慢動作

從踮腳蹲姿進入，**膝蓋放在手肘上，身體前傾**。這次沒有磚，所以盡量往前，直到你找到磚塊彷彿在那裡的位置。注意下列幾點：

- 雙手推地
- 手肘內收
- 腳跟收向臀部

這樣前後移動，持續 1 分鐘。

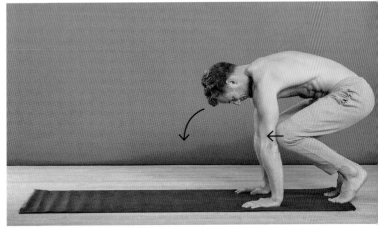

1 分鐘停留

你練習愈多前翻，就更需要放慢速度──**最後你要能停住，留在蛙立的位置**。臀部會懸空，手肘在手腕正上方，雙腳指向身後，膝蓋置於手肘上。

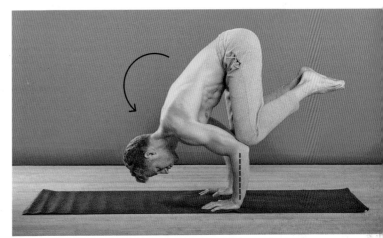

小祕技

翻滾吧

聽過 roly poly 嗎？好吧，如果你上網搜尋「roly poly」，顯然這詞已經過時了，可能會出現一隻蟲的卡通圖像。我記得在學校做過，儘管那時不知道自己在做什麼。總之，你的小祕技是在地板上翻滾。真的，就這樣：盡可能多地在地板上翻滾。滾到足夠之後，就可以試試蛙立翻滾（如果你想試的話）。

找個柔軟的平面，不怕弄髒弄皺的服裝，像幼兒一樣動一動。訓練未必是個一板一眼的過程——也可以是個舒適和創造動作的過程。如果你怕摔，就永遠不想練蛙立。你可能會說，「羅傑，我要是弄傷自己怎麼辦？」嗯，我的回答是……

蛙立翻滾

蛙立翻滾考驗的是力量、技術和信心。如果你已經緩慢謹慎地練完所有蛙立預備練習，這個訓練就很有用。膝蓋靠在肘部上方並且手肘拉向身體兩側時，會創造出間隙，這就是頭部要翻滾前往的地方。

訣竅：確認你練習的平面夠柔軟。記住——失敗為成功之母！

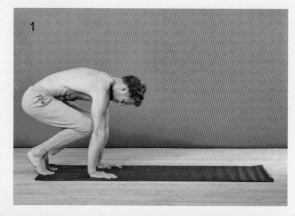

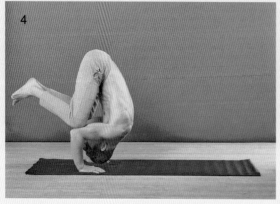

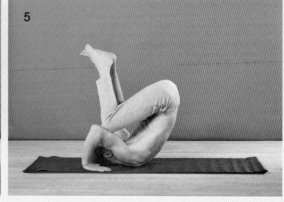

翻滾時，頭不會觸地，絕對不會！如果頭碰地，你的手肘就垮了。手肘垮了就翻不過去，因為你少了支撐的部位。就像頭倒立那樣（參見第 112 頁），你的雙手用力推地，手肘拉向自己，這是支撐的力量。

從蹲腳蹲姿開始（參見第 79 頁），膝蓋置於手肘上，前傾並往前翻滾，頭來到手臂之間。翻滾的同時，下巴收向胸口，手掌推地，手肘靠近身體，翻滾過去。

深度探索

你每次選擇坐著很久，就是在傷害自己。你會變得愈來愈僵硬，欠缺靈活度，而且加速老化與虛弱的過程。倒不如像個幼童，漫不在意地翻滾。如果你進展到蛙立翻滾，也就克服了做蛙立的任何恐懼了。

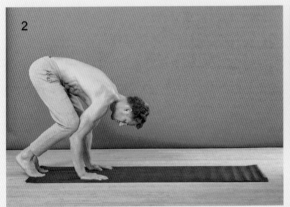

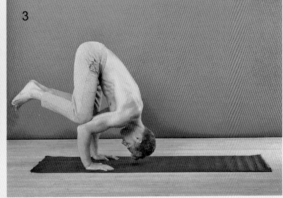

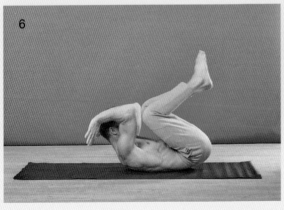

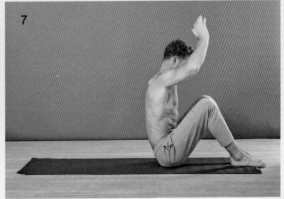

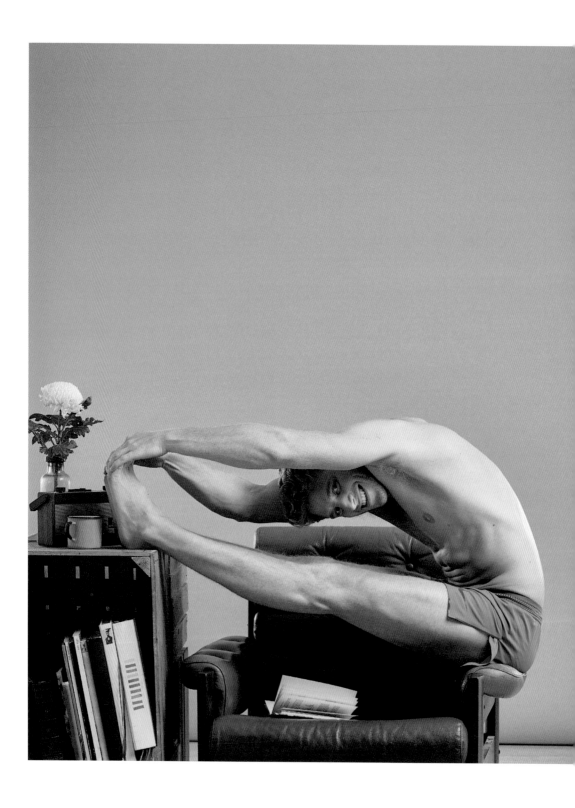

腿，腿，一切都靠腿

5

人們常以為柔軟度是個熱身運動，或健身之後的練習，但本書一開始就指出，人生下來就有柔軟度——完全的關節活動範圍。回復並保持這種柔軟度，對身體健康始終是不可或缺的。

我剛開始訓練時，我會說這是分為 10% 的柔軟度和 90% 的力量訓練。但我現在提倡的是 80% 的柔軟度和 20% 的力量訓練。原因何在？只要柔軟度達到實用的水準，力量訓練就變得毫不費力。

如果你的身體缺乏柔軟度，那麼運動時受傷的機率會更高。緊繃的肌肉和關節會導致受傷，而且會把你拖進既受傷又沮喪的狀態。本章專注於幫你把腿的活動力找回來。

好處

★改善腿部柔軟度（當然啦）

★加強脊椎柔軟度

★增加髖部開展度

★學習處理不適感

★增加身體覺察

怎麼動

從本書選 5 個練習，作為你的日常 10 分鐘訓練。找出本章裡需要改進的動作，重複練習直到你可以進到下個階段。每個練習包括 1 分鐘的慢動作跟 1 分鐘的停留。

練習 1 腿打直

腿打直必須整合到腿部柔軟度練習。其實腿的練習在本書的大部分訓練裡無所不在！因此，在這個練習裡，我要教你如何將腿完全打直。如果你思考過所有的腿部練習，或你之前每天進行的活動，或許會發現，你的腿多數時間是彎的：弓箭步、蹲姿、走路、慢跑、快跑、跳躍等等，難怪直腿彎身碰到腳趾成了件難事。你把腿訓練得很會彎，非常好，但腿也得熟悉打直的動作。

1 分鐘慢動作

坐在瑜伽墊上，後背伸直，雙腿直直往前，勾腳板。雙手放在身後，手指朝後。**膝蓋後側貼向墊子，讓腳跟離地**。腳跟離地時雙腿便打直了。你不是將腿舉起，而是收緊大腿前側肌肉，讓膝蓋下壓，腳跟離地。

1 分鐘停留

從慢動作姿勢進入。接著**收緊大腿肌肉，膝蓋後側壓向墊子，保持勾腳背，讓腳跟離地，停留**。你也可以試試伸直腳背的方式。

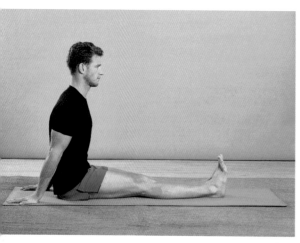

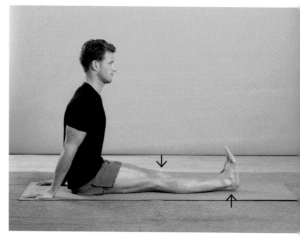

練習 2 柔軟度測試（一）

這個階段要求你利用墊子的長度來測試腿的柔軟度。

目標是手指尖碰到地板，同時雙腿分開，保持打直。

重點：專注在維持雙腿前側打直，即便你需要將雙手往前多伸遠一些才能碰到地板。

1 分鐘慢動作

打開瑜伽墊，長邊朝向自己與身體垂直，腳趾靠近墊子邊緣，雙腿盡量分開，腿打直身體往前傾，直到手指碰到地面。

保持手指尖觸地，**稍微屈膝，再將腿打直，往復動作**。小範圍的動作讓你感受到腿有沒有打直的區別。

1 分鐘停留

分腿站姿，**身體前彎並將手指尖觸地，打直雙腿並停留**。

記住：你的手指尖要維持接觸地面。

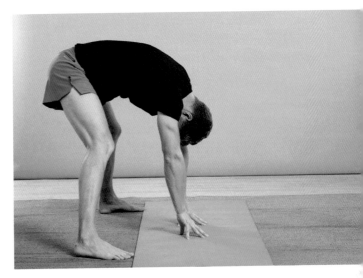

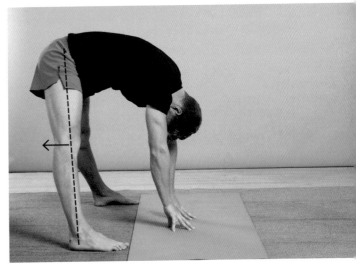

練習 3 柔軟度測試（二）

上個練習裡，雙腿沿著墊子長邊盡量分開，這個練習則是限制雙腿寬度，雙腳與墊子短邊同寬，來測試你的柔軟度。

重點：你的腿在停留期間必須打直。這不是個放鬆的練習；挺吃力的，但會帶來很大收穫。

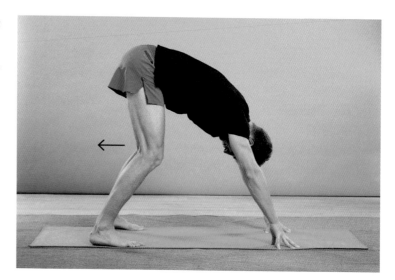

1 分鐘慢動作

從練習 2 的進入姿勢開始（參見第 87 頁），但雙腳對齊墊子短邊。身體前傾，直到手指尖觸地，雙腿伸直，需要的話，腳跟可以離地。**維持手指尖觸地，雙腿微彎再打直，交替動作。**

1 分鐘停留

維持雙腳跟墊子短邊同寬，**上身前彎，手指尖觸地，完全打直雙腿，停留。**

記住：最重要的，是雙腿打直同時手指尖觸地。手跟腳的距離愈遠，做起來愈輕鬆。

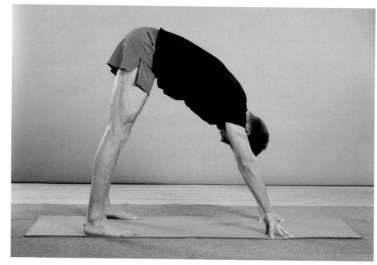

練習 4 分腿前後搖動

這個練習需要一些推力與拉力。推力來自手指尖壓向地面；拉力是肚子內收。這兩個行動的結果，就是臀部往後推。目標是臀部盡量往後，但手指不離開地面。

記住：柔軟度是個長期目標。剛開始若只能小範圍前後移動也沒關係，有耐性地堅持下去即可。

1 分鐘慢動作

從練習 2 的起始姿勢開始（參見第 87 頁），雙腿打直。**維持腿與手臂伸直，在「往前傾」跟「向後推」之間前後搖晃。**往前傾時肩膀在手正上方，向後推的目標是臀部盡可能往後但手指不離地。

1 分鐘停留

維持雙腳沿墊子長邊分開，上身前傾直到手指尖觸地，**將手指壓向地面**，同時肚臍內收。停留。手臂維持伸直，雙腿始終打直。

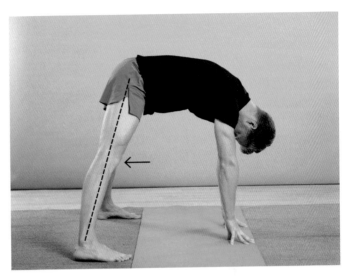

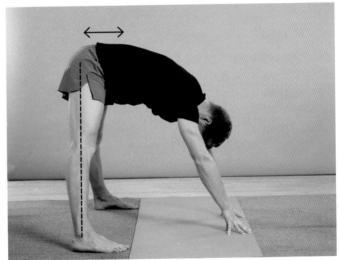

練習 5　窄腿間的前後搖動

跟前一個練習相同,這個練習要求平衡推力(手指尖)與拉力(肚子內收)。

訣竅:有進步的話,手指靠近雙腳,再試試看。

1 分鐘慢動作

從練習 3 的起始姿勢開始(參見第 88 頁)。**雙腿與手臂伸直,在「往前傾」跟「向後推」之間前後搖晃**。前傾的同時,肩膀在手的正上方。向後推的目標是將臀部盡可能往後,而手指尖依舊觸地。

1 分鐘停留

維持雙腳沿墊子短邊分開,**上身前傾直到手指觸地**,肚臍內收並將臀部盡可能往後,手指不離地。停留。

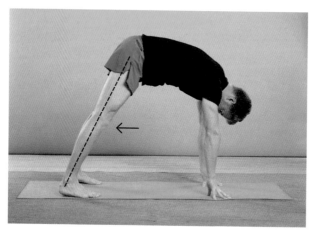

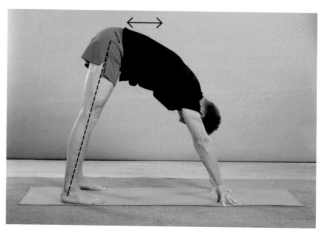

練習 6 阿基里斯腳跟鍛鍊

這訓練到所有練習會用到的阿基里斯腱，針對在其他腳底踩平的練習裡，無法練到的腿後側某個部位。這個練習需要幾塊大小不一的瑜伽磚或書本，幫助你做到位。

1 分鐘慢動作

從站姿開始。一隻腳的前腳掌踩在平放的瑜伽磚上，腳跟在地上。把另一個磚塊豎高，放在地上，扶著磚塊兩端作為支撐。**兩邊膝蓋都打直，雙腳朝前，慢慢彎曲手臂再伸直**，持續 30 秒。換另一條腿重複一次。

1 分鐘停留

身體前彎進入姿勢，維持兩邊膝蓋打直，停留 30 秒。換邊重複。

注意：支撐磚塊的高度愈低，這個練習的挑戰度就愈高。有些進步後，可以試著指尖觸地，再來是雙掌碰地。

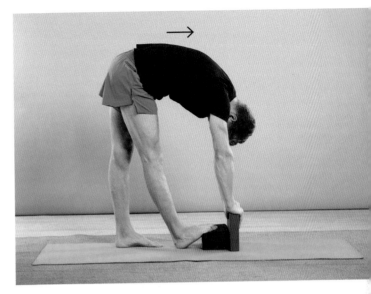

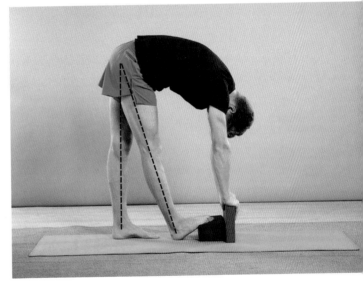

練習 7 從蹲到站

這個階段會要求你從蹲姿進入拉伸。但不是一定要從完全蹲下開始，不過你做得愈多，就更容易熟練蹲立。

首先，盡可能從蹲到站的範圍上下移動，手指始終留在同樣位置。

1 分鐘慢動作

雙腳分開，跟墊子短邊同寬，來到蹲姿，胸口在大腿中間。手指尖在前方地面，這個距離足夠讓自己完全伸直雙腿。**雙腳跟手指位置不變，慢慢站起身，從蹲姿來到雙腿打直的位置。**

1 分鐘停留

從慢動作的姿勢開始。**站起身並停在直腿位置**，維持臀部在腳的後方。

訣竅：如果覺得這些動作很困難，試著拿磚塊墊高，手指改放在磚塊上。

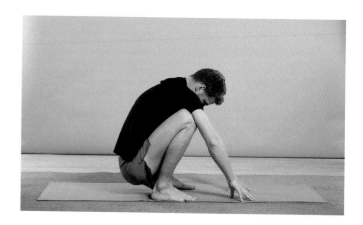

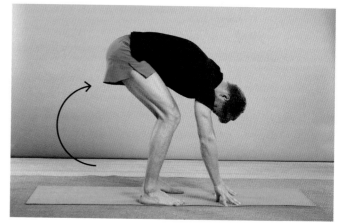

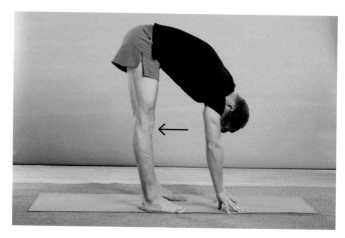

練習 8 從蹲到站進階版

這個練習跟前一個一樣,從蹲姿進行拉伸,但要改成手掌(而非手指)貼地。

1 分鐘慢動作

雙腳分開,跟墊子短邊同寬,來到蹲姿,胸口在大腿中間。手指尖在前方地面,這個距離足夠讓自己完全伸直雙腿。**雙腳跟手指位置不變,慢慢站起身,從蹲姿到雙腿打直的位置。**

1 分鐘停留

從慢動作姿勢開始。**站起身並停在直腿位置**,維持臀部在腳的後方。

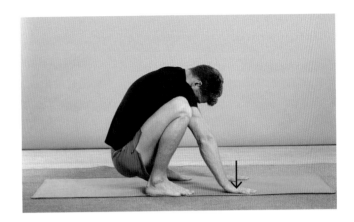

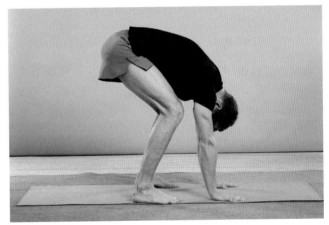

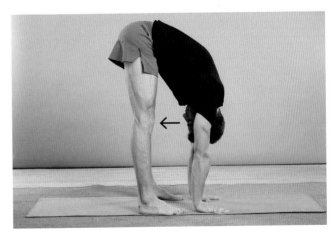

練習 9 將身體拉進姿勢

這個練習需要一個穩定而不會移動的物件，像是固定在牆上的暖爐，或是床柱。你要利用這個物件將自己拉進姿勢裡。所以，還要找個空間夠大的地方，讓你的雙腿可以盡可能分開。

1 分鐘慢動作

面對你的固定家具，雙腿盡量分開，目標是將上半身盡可能往前伸展。**抓著家具，拉向自己，手肘彎曲，上半身往前靠向家具。**這動作要感覺自己將臀部往後推，骨盆後翹（參見第 40 頁）。

1 分鐘停留

你的目標是脊椎伸直，將胸口盡量往前。注意不要往前趴。**將臀部往後推，骨盆翹起，胸口往前拉**，小心不要延伸脖子——將行動放在脊椎、骨盆，跟前胸。一旦你來到往前伸展的極限，停留 1 分鐘。

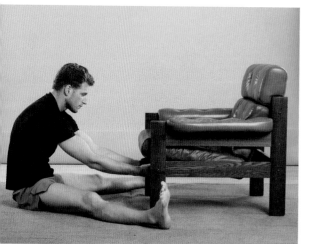
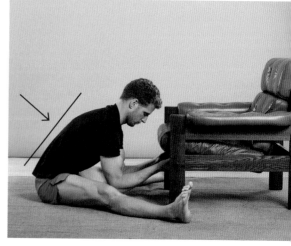

練習 10 手掌貼地，手指朝後

你會發現，雙腿距離寬一點，比較容易做這個練習。你可以盡可能屈膝來進入姿勢——重點是伸直雙腿並保持手掌留在原位。這個練習的「空間」來自腿伸直時肚臍內收。

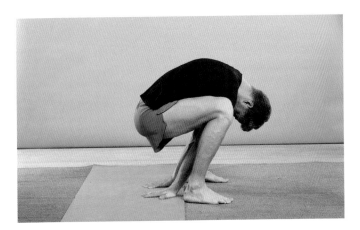

1 分鐘慢動作

站在瑜伽墊前，雙腳距離盡量分開。膝蓋彎曲，手掌放在瑜伽墊上，手指朝後。**慢慢從屈腿伸直雙腿**，保持手掌壓向墊子。在這動作裡，你可以前後搖晃，像是練習 4 跟 5 那樣（參見第 89 與 90 頁），但你的主要目標是站直後雙腿打直。過一陣子等這個動作開始變簡單後，雙腳距離可以縮短。最後你就有辦法在雙腿併攏時，依舊能用手掌貼地。

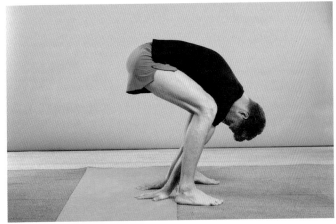

1 分鐘停留

從慢動作的姿勢進入，找到你可以**將手掌壓向墊子同時打直雙腿的雙腳寬度**。停留 1 分鐘整。有進步之後，將雙腳距離縮短。

進階練習：雙腳距離非常接近，而你無法將手臂放在腿內側時，將雙手放在雙腳外側。

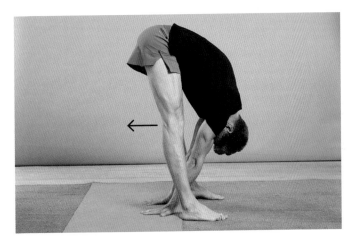

小祕技

床腳最穩

　我一定得在書中的小祕技裡用上你的床，理由很充分：
- 你應該有張床，所以這最方便
- 你的床應該挺舒服的，適合拉伸
- 就算你外出旅行，不論何時何地，總會有張床

　多數人每晚在床上待個五到九小時，我相信你一定能每晚撥出一兩分鐘來改善柔軟度。

　如需更多練習建議，參見 www.roger.coach。

床上拉伸

　臉朝下趴在床上，雙腳盡可能分開。將身體往後推，直到自己跨坐在床上，大腿出現拉伸感。更進階的練習是，維持雙腿伸直的坐姿，身體往前伸展。

深度探索

有個理論是這樣的，我們可以毫無所覺地做到劈腿。我現在無法確定這個理論是否有道理，但我從這句話得到這樣的結論：阻止你進一步伸展的唯一因素，就是你的神經系統。這是個非常聰明的系統，目的是預防你受傷，如果你受過傷，這保護會更強。

我認為，光是知道有神經系統保護，就能幫你放鬆。也因此瑜伽課堂常提醒要「呼吸」──這確實有幫助！

但是，呼吸並不是唯一的助力。分散注意力──看電視、聊天、思考明天要做什麼，甚至數數樹上的葉子──也有幫助。我知道這聽起來不太瑜伽，這也是為什麼我不教你瑜伽，但分心的確可以創造奇蹟。

想想看，大腦只能同時接收這麼多信息。你注意到這一頁的字型，還有本書的印刷用紙，或是外頭唱歌的鳥兒，還是過去 60 秒間你眨眼的次數是多少？我敢打賭，即便你整天都在眨眼，也不會想到這件事。我也敢說，你現在正想著眨眼這回事。很奇怪吧？現在很難不去想眨眼的問題。

對我來說，瑜伽人所說的專注在呼吸上，其實是引導我們利用分心和區隔輕重緩急的藝術；轉移心智，不再思考拉伸感的急迫性。我知道這聽起來有點瘋狂，但如果有人在你拉伸的時候一拳擊中你的臉，在那一瞬間，拉伸的痛感就會消失。身體會專注在最重要的事。所以，找個新的優先事項，忘記不適感。想件事來幫你度過這段時間──然後給自己一塊美味的巧克力蛋糕當作獎勵。嗯，蛋糕。現在，所謂的思考糧食，就是深度探索。

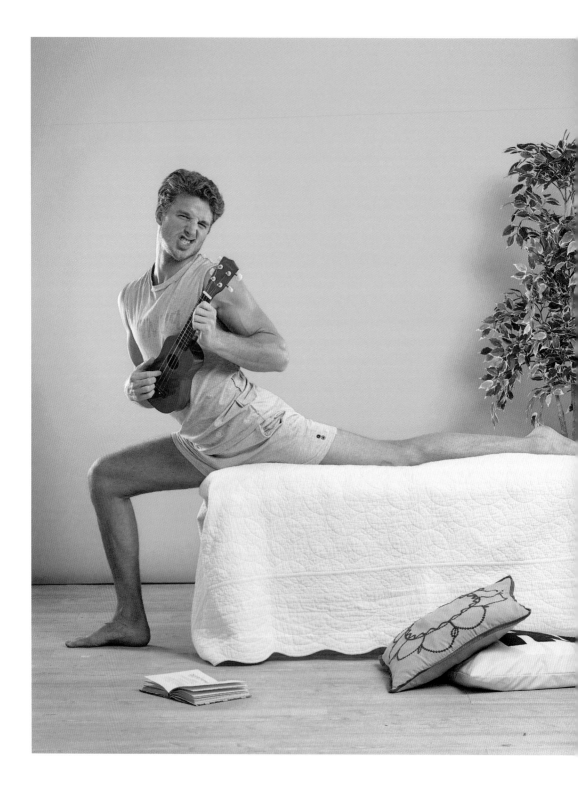

髖關節的行動

6

小娃娃可以把大腳趾塞進嘴裡，這似乎是我們與生俱來的基本能力。你上回這樣做是什麼時候？上健身房時有看過誰這樣做嗎？你完全沒印象對吧？不管怎樣，這確實是測試髖關節活動度（精確來說是「欠缺活動度」）的好辦法。全方面的髖關節活動度是健康身體的基礎。髖部肌肉緊繃與無力，會帶來各種下背與活動問題，包括急性疼痛與潛在傷害。

跑者、體操選手，還有舞者有什麼共同點？告訴你，他們都有強健的臀部與靈活的髖部。那麼我們來好好努力，做些初階練習，幫助你的髖部快點動起來。就像夏奇拉！

好處

★年紀大之後還能從地板站起來
★髖部的全方位活動與靈活度
★發揮最大關節功能
★脊椎靈活與柔軟度
★改善長年久坐帶來的損傷
★減輕長期不適
★加強身體覺察

怎麼動

從本書選 5 個練習，作為你的日常 10 分鐘訓練。找出本章裡需要改進的動作，重複練習直到你可以進到下個階段。每個練習包括 1 分鐘的慢動作跟 1 分鐘的停留。

深度探索

我想先點出一個多數運動書籍沒提到的重點，免得你卡在某些髖關節行動上。

練到某些階段，你的腦子會冒出這個問題：「這樣伸展正確嗎？」答案很簡單：「如果你感受到伸展，那就是伸展。」你也可能會問：「羅傑，哪些部位應該有感覺？」我的回答都一樣：「你的哪邊有感覺呢？」也就是說，沒有所謂的「應該」。每個人都不一樣。我保證這本書裡總有一兩個練習讓你「無感」，或是你得換個方式動，才能感到伸展。

你的朋友都跟你一樣喜歡同樣的運動、電影，或美食嗎？每個人喜好不同，對事物的感受也不一。你要問的應該是：「哪些地方變緊了？哪種伸展對我有用？」你是獨一無二的。

練習 1 小腿交叉坐姿

走進瑜伽課堂，或幼兒園教室，首先會看到的是大家在地上盤腿坐著。

這些姿勢是我們天生就會的，我看過久坐辦公室的全職工作者，從沒做過瑜伽或伸展，卻能舒適地停留在這個姿勢裡。不過，如果是很久沒有這樣坐的人，盤腿坐姿可能非常辛苦。幾年前我上第一堂瑜伽課，我的膝蓋翹得之高，幾乎要齊耳了，而且痛得要命（不是件好事）。這就是代價。

解決這種疼痛的好辦法，就是增加雙腳與髖部的距離，或是坐在瑜伽磚或厚書本上，墊高臀部。不論你選哪一種，坐著卻膝蓋痛將不會有進度。你在坐姿裡要感覺伸展，而不是疼痛。

1 分鐘慢動作

採取不感疼痛的盤腿坐姿，手指尖在身體前側地板，碰不到地板也可放在瑜伽磚上。在這個坐姿裡**屈曲（拱背）及伸展（直背）脊椎，每次 30 秒，再交換雙腿交叉位置**。臀部不要離地，否則缺乏效果。手臂保持伸直，如果膝蓋疼痛，將臀部稍微往後，離雙腳遠一些，但前腿與地面平行。

訣竅：雙手位置往前，可以增加練習難度。

1 分鐘停留

維持脊椎伸展 30 秒，再換腿交叉。重點放在：

- 臀部貼在地面
- 後背平坦
- 雙手在地面
- 前腿與地面平行

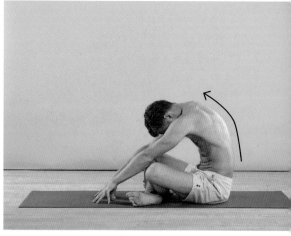

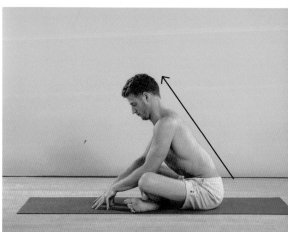

練習 2 側身拉伸

這個練習要雙腿交叉，延展身體兩側。我的手肘在地面，你或許偏好兩隻手都在大腿，加強兩邊身側延展。維持兩邊臀部都不離地。

1 分鐘慢動作

小腿交叉坐姿，一邊手肘放在大腿或地上，另一隻手放在同邊的膝上，手肘放鬆。**將手肘伸直，感受身體從屈肘到伸直手臂之間的慢動作**。一邊做完再換邊，雙腿也交換。每邊做 30 秒，但如果某邊比較緊繃，停留久一些。

1 分鐘停留

小腿交叉坐姿，起始姿勢同上，**手掌壓膝來伸直手臂，並且停留**。如果剛開始拉伸感太強烈，一邊停留 20 秒就好，隨著體能進步再慢慢延長到 30 秒。

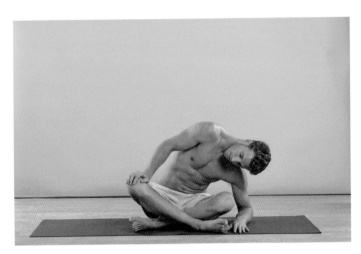

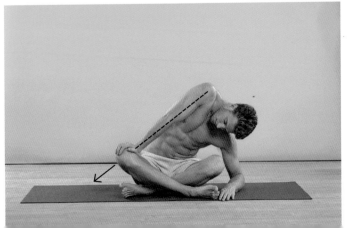

練習 3 穿針引線前彎拉伸

在這階段，你得把手肘穿到膝下，抓到腳掌，腳掌互碰。剛開始可能手肘碰不到地板，那就先做到自己可以的程度，感受伸展效果。當然你也可能感受不到伸展，如果是這樣，調整自己的位置，找到伸展的感覺。

記住：不要這樣問：「應該哪裡有感覺？」這沒有標準答案。問問自己：「我哪裡有感覺？」再依此調整。

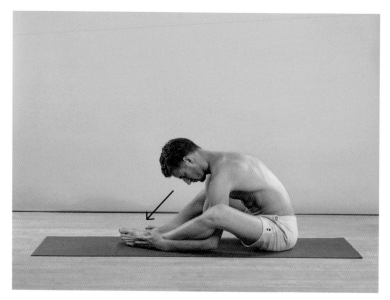

1 分鐘慢動作

在瑜伽墊上坐直，雙腿往前往外伸展，屈膝並將腳底板互碰，讓膝蓋倒向兩側。軀幹往前，手臂穿過膝蓋下方抓著雙腳。**身體前彎，額頭碰到腳**。從坐直到緩慢前彎，進行 1 分鐘。

1 分鐘停留

從開始的坐姿，手臂穿過腿下抓著雙腳，**盡可能前彎，感受到足夠的拉伸，停留**。

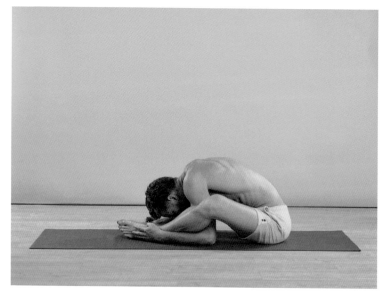

練習 4 側邊扭轉──肩膀貼地

在練習 4 跟 5，你會感受到兩種版本的扭轉拉伸。

這裡的扭轉是，保持上半身線條，而在髖部外側發生的拉伸。你做完之後，很可能在上半身（特別是上背）也感受到拉伸。

1 分鐘慢動作

躺在瑜伽墊上，屈膝，雙腳踩地，手臂在身體兩側。右腳踝外側搭在左膝上，接著雙膝倒向左，左腿外側貼地。左手握住右腳，右手臂伸直，沿著地板往外滑開，延展往上。臉轉向右手，進入扭轉，保持上舉手臂的肩膀後側貼地，**慢慢將手臂上下滑動，發掘拉伸感較強的部位**。目標是將手臂盡可能滑到最高的位置。屈腿的膝蓋如果輕微離地也沒關係，1 分鐘做完兩邊，緊繃的那邊花多點時間。

1 分鐘停留

採取剛才的起始姿勢，伸直的手臂盡可能拉長。同側的臀部離地才能達到最有效的拉伸。左右兩邊都練，緊繃的那邊花多點時間。

記住：最重要的是，延展手臂那側的肩膀要始終貼地。

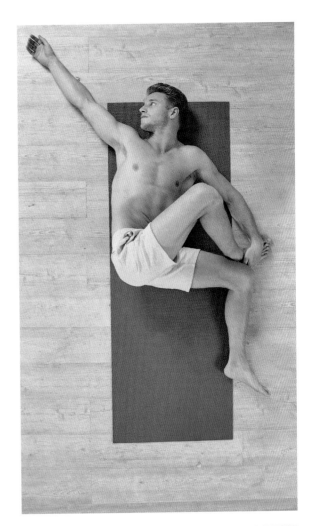

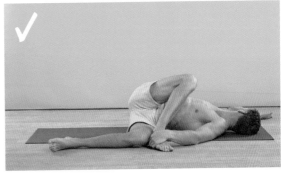

另一個角度

練習 5 側邊扭轉

這個練習與前一個不同,你的重點是保持屈腿的膝蓋貼地。

1 分鐘慢動作

仰臥在瑜伽墊上,右腿延伸。雙手抱左膝靠近胸部。臉轉向右,右手將左膝帶向右側。用力保持膝蓋內側貼地。左手臂往外延伸,找到肩膀可以同時維持貼地的位置。臉轉向你的延展手臂那一側,**手臂緩慢由上到下,再由下到上沿地板滑動持續 30 秒**。重點放在肩膀貼地,接著換邊。

1 分鐘停留

停留的練習先從前一個慢動作的姿勢開始,確認肩膀完全貼地,**伸直的手臂往外向側邊延展,找到肩膀可以同時維持貼地的位置,並且停留**。將膝蓋拉向軀幹,達到最有效的拉伸。

訣竅:手臂愈低,肩膀就愈能保持貼地。

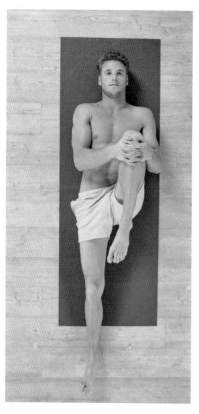 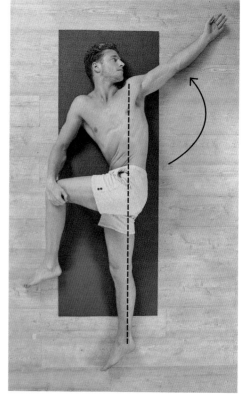

練習 6 側邊扭轉──直腿

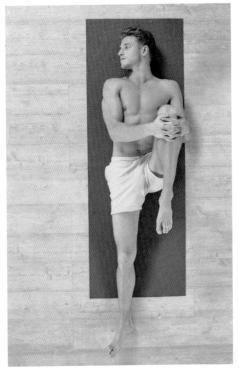

我在練習側邊扭轉的變化式時，偶然發現這個拉伸版本；腿伸直的同時，整條直腿的外側突然感到非常過癮的拉伸感。

1 分鐘慢動作

進入一般側扭轉的位置（前一頁），首先左腿跨到右側，膝蓋靠近地面，左手臂延伸往左再往上，臉轉向右手。接著用右手抓左腳趾，維持屈腿，**再慢慢伸直左腿，維持 30 秒，不要放開手。**換邊重複做一次。

注意：你可能現階段實在無法伸直腿，那就盡量做到自己的限度就好。

1 分鐘停留

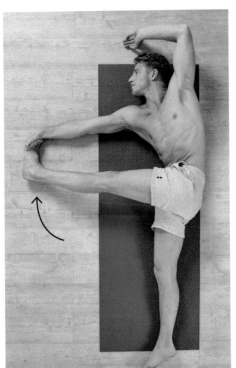

從側邊扭轉（同上）開始，**抓住左腳，伸直左腿，停留。**想要加量拉伸，可以將左手臂伸直往左，臉轉向左手，目標是將肩膀貼地。停留 30 秒再換邊。

練習 7 單腳過頭

這階段的目標是感受臀部、腿後及側邊的拉伸。就我來説，腿伸得愈直，拉伸感愈強。如果你感到膝蓋疼痛，腿伸直有助於將痛感轉為拉伸的感受。要是這些拉伸都太輕鬆，你可能沒做對，也不會有所進步。這個練習做起來應該相當要命（但不是痛死），你應該會感到身體説，「我這是何苦。」沒什麼是唾手可得的。

1 分鐘慢動作

躺在瑜伽墊上，屈膝，雙腳著地。十指互扣，手臂伸直，舉起單腳，雙手扣住腳掌，手臂保持伸直。接下來，**雙手將腳拉向頭，腿骨必須從髖部的位置開始轉動。手臂彎，直到腳底跟天花板平行，膝蓋碰地。**用 30 秒完成動作，再換邊。

1 分鐘停留

以躺姿開始，拉伸並停留 30 秒，再換邊。

注意：可以的話，1 分鐘的時間不需要平均分配，在拉伸困難的那側停久一點。

深度探索

即便是我柔軟度很好時，這些伸展感覺也很強烈。我以為柔軟度好的人很幸運，一點都不用經歷我的感受。但我現在明白，不論身體柔軟度如何，這些拉伸都不簡單，就連我也是做得哀哀叫。你得面對這些感受，一定會看到進步。

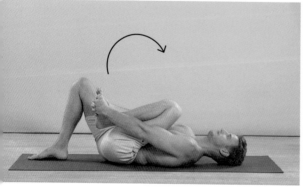

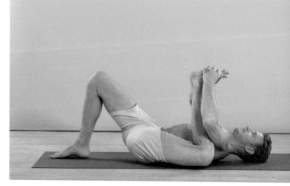

練習 8 獵鷹式

你聽過瑜伽的鴿式嗎？如果你覺得鴿式的拉伸效果很好，歡迎試試獵鷹。進入姿勢時，你的髖部會因為拉伸而外轉。請記住，身體總是會尋求抗力最小的方式，所以請保持專注。如果有的拉伸太容易，很可能是被身體騙了。你要想著找到抗力，相關資料參考第 111 頁的「深度探索」。

1 分鐘慢動作

跪在瑜伽墊上，右腿跨向前，腳放在地上，大腿平行地面。雙手在地上，右腿提，橫過身前，右腳腳趾碰到左手，**軀幹往前靠向右膝上方，延展左腿肌與右臀肌**。左髖部盡量往下靠近地面，注意骨盆不要傾斜，上身也別扭轉。重複放鬆與進入伸展，維持30 秒，再換邊。

1 分鐘停留

從慢動作練習中找到的拉伸位置開始，前腿腳跟應該始終對齊後腿膝蓋，前小腿脛骨要平行墊子前端。屈腿那側的髖部會倒向一邊，**盡可能維持兩髖平行地面，停在這個拉伸位置 30 秒（可長可短，端視你的身體限制而定）**，再換邊。

重點：如果膝蓋感到疼痛，請停止練習。

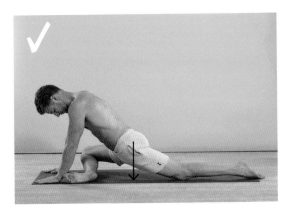

腳太靠近髖部——小腿脛骨必須與肩膀平行

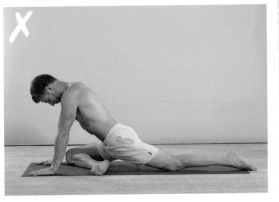

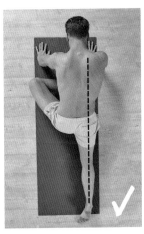

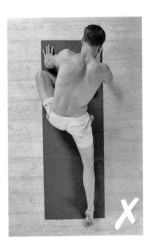

練習 9 開髖最大

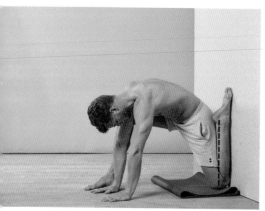

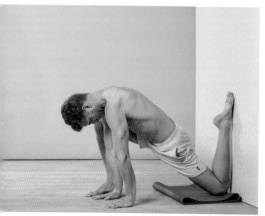

可怕的開髖！你久坐嗎？你跑步嗎？這就是給你的練習。我首先得致歉，因為你即將經歷大量拉伸：這顯然不適合膽小的弱雞。練習的目標是盡量把髖部帶向前，而且兩髖保持平行。

1 分鐘慢動作

跪在瑜伽墊上，背靠牆。左膝與小腿脛骨抵著牆面，腳趾朝上。右腳掌平貼地面，大腿小腿成直角，雙手在右膝。**緩緩從臀部貼牆到右膝往前，移動 30 秒。換邊重複做。**

1 分鐘停留

起始動作同上，臀部往前，持續 30 秒。換邊停留。

記住：在這個拉伸裡，臀部盡量往前，注意不要轉動髖部。兩髖與牆壁平行，正對前方。收臀肌時就知道自己往前的程度是否足夠。

進階練習：停在開髖姿勢，盡可能上提脊椎，臀部貼牆，盡可能往前，目標是有天可以兩髖碰地。

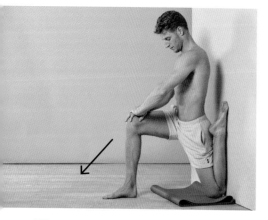

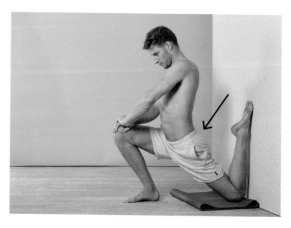

練習 10 魔鬼開髖

這個階段要做的是比前一項（參見第 108 頁）更進階的練習。後腿的動作完全一樣，但前腿決定了你要做前一階段的開髖練習，還是魔鬼開髖訓練。平衡在這裡非常重要，請用兩個大小相當的瑜伽磚或書本作為支撐。最終你會有辦法劈腿的！

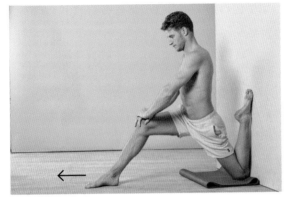

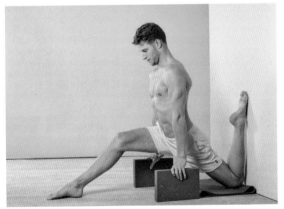

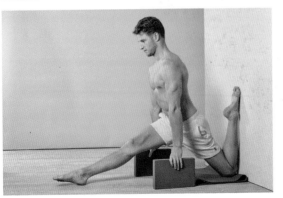

1 分鐘慢動作

跪在瑜伽墊上，背靠牆。左膝與小腿脛骨抵著牆面，腳趾朝上。右腳掌平貼地面，大腿小腿成直角，雙手在右膝。**再來慢慢將腳滑開並伸直腿**。需要的話用磚，否則**將雙手貼地同時伸直腿**。接著回復到原來屈腿的位置。直腿與屈腿交替。接著換邊重複做。

注意：後腿的膝蓋必須抵牆。如果出現空隙，就失去了拉伸效果。

1 分鐘停留

從慢動作的姿勢開始，**後腿膝蓋抵牆，前腿往前伸直並停留**。換邊再做。

深度探索

上健身或瑜伽課時，常要求學生換邊以便兩側身體保持平衡，這總讓我覺得不對勁。我們並不是完全對稱的，那為什麼你不常使用的那側要跟慣用的那側花相同時間伸展呢？解決這個問題有個好辦法，就是開始意識到你感到緊繃的位置，並在較緊的那邊多下工夫。透過這方式，身體會開始糾正不平衡之處，你就能進一步調整較受限制的身體部位。

小祕技

椅子拉伸

　　通勤拉伸（見下方說明）可能是我每天最常做的拉伸，有時每天可以做到一小時——在會議中，在火車上，午餐或晚餐時。可以用來做拉伸的地點時間俯拾即是，否則這些時間等於浪費了。有趣的是，沒人知道你在伸展。而且，做這件事時你看起來幾乎算是相當閒適。如果我開車或訓練了一整天，隔天早上醒來會感到相當緊繃或痠痛，在每個火車停點換腿拉伸，這樣搭了一小時車，我反而真的感到很開展。

　　記得要換腿。但如果你發現某側感覺比較緊，或許可以花更多時間伸展那側。畢竟，多數人都有慣用腿，可預期的是有一側會比較緊繃。

　　相關的練習建議，可參考 www.roger.coach。

通勤拉伸

　　坐在椅子上，一隻腳放在對側的膝蓋上（確認是腳而不是腳踝），可以的話放到大腿上。用手將屈腿的膝蓋下壓。

注意：腳的放置位置愈靠近大腿根部，朝向腰部，拉伸的程度愈難。

深度探索

前文討論過這個問題，但我還是要一直強調，直到這些觀念鑽進你腦子，永久生根。身體會持續尋找簡單省力的方法。也因此，你回到家時，會讓自己待在電視機前放空發懶。當你搭上火車時，自然而然會找空位坐下。舒服又輕鬆。可是輕鬆讓你什麼都達不到。

幾天前，我聽到一對已婚夫婦的閒談，其中一人跟對方說：「我無法想到變老這件事。你會來醫院探望我嗎？」講得好像老了以後，自然會躺到醫院病床似的！這不自然。這可以預防。沒錯，我們都會經歷自然衰老的過程，但有些人決定採取行動，減緩身體衰退速度。老化未必一定如此。現在就採取行動。

如果每次你的心智說，「我會度過一個愉快輕鬆的夜晚。」而你回答，「你知道嗎？今晚我要起身行動。我要花 30 分鐘鍛鍊身體。」我跟你保證，只要你這次達成目標，隨之而來的成就感將無與倫比。你會非常自豪，以至於開始抗拒任何懶惰的念頭，並花時間在自己身上，你會覺得充滿活力，遠超過待在電視前的任何晚上。

我所謂的不適感，是你要在身體裡找到一種類似拉伸的感受。我們在課堂上會不斷依賴老師，為我們示範該怎麼做。但此刻，請你去探索身體緊繃的地方，不要等別人來告訴你該做什麼。畢竟，沒有人能感受你的感受。

身為教練，我猜不到你的感受，只能給出安全的練習建議，簡單易懂的解說，希望能引導你朝著正確方向前進。但這感受如何，只有你自己清楚。不論你感覺好，或出現代償（參見第 29 頁），這些拉伸都無所謂對錯。你的身體就是你的，對你來說完全獨一無二：你感覺緊繃的地方，別人未必有這種感受，反過來說也是如此。

這本書提供的只是一些動作範例，讀者可以從這些動作來探索身體感受。還有數以百萬計的其他練習可以嘗試。身體就是你的聖殿，不管怎樣……好好的鍛鍊。

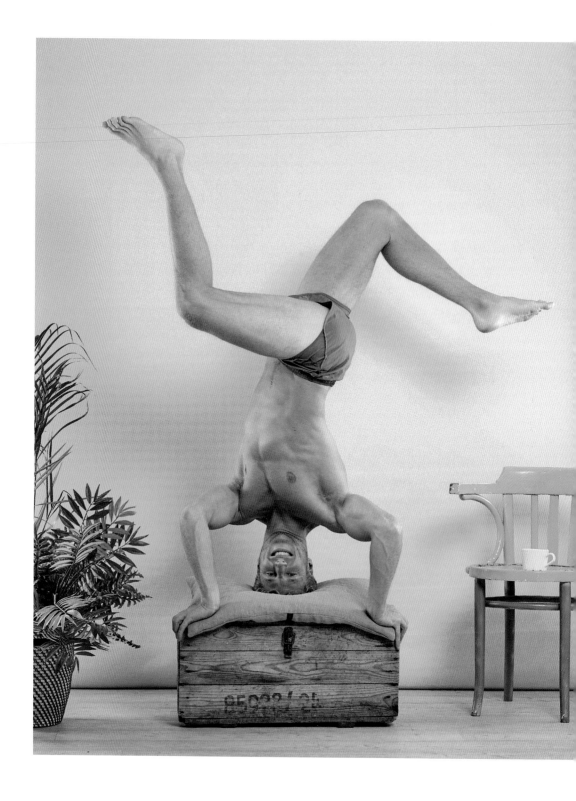

頭倒立

7

體操的頭倒立，最貼切的說法是頭下腳上的前臂支撐（參見第 44 頁），支點有三：頭頂和雙手。在這三點中，最主要的接觸點是雙手。如果你已經開始練習蛙立（參見第 70 頁），你就知道我不喜歡以跳躍的方式進行。頭倒立不是平衡練習，而是著重力量與技巧的運動。當你懂得利用核心及雙手的力量上提進入姿勢，就會明白箇中意義。

如果讀者按照本章中的 10 個練習循序漸進，直到熟練每個練習，就能學到如何支持自己的重量又能進入倒立。如果你省略其中某個練習，導致脖子、背部和手腕受傷可別怪我。按部就班加上嚴謹態度──頭倒立對你並不難。

好處

★ 頭下腳上讓你快樂

★ 全方位的手腕靈活度

★ 強化肩膀和手臂力量

★ 是手倒立系列很好的預備練習

★ 強化自信

★ 不再害怕摔跤

★ 重新有自信地用頭頂站立

★ 許多人都喜歡的有趣而完整的練習

★ 發覺身體的潛能

★ 看起來比同儕帥

怎麼動

從本書選 5 個練習，作為你的日常 10 分鐘訓練。找出本章裡需要改進的動作，重複練習直到你可以進到下個階段。每個練習包括 1 分鐘的慢動作跟 1 分鐘的停留。

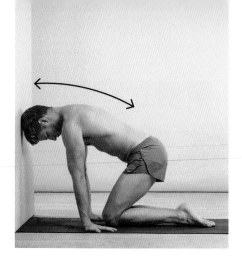

練習 1 手腕靈活度

進行頭倒立時，體重大都落在雙手上。你得盡可能多用手腕力量來完成這個練習。練習時靠牆挺不錯，牆壁能作為動作範圍的參考。

1 分鐘慢動作

跪在墊上，往前靠，雙手放在膝蓋前，指尖朝向自己。**往後坐，臀部在腳跟上**。手掌下壓，往地板紮根，不要離地。當你前後搖擺時，應該感覺手掌到手腕的伸展；如果感覺不到，請增加膝蓋與手之間的距離。這樣前後搖晃 1 分鐘。

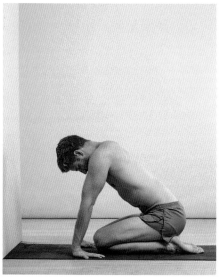

1 分鐘停留

從四足跪姿進入，指尖轉向自己。**手掌按入地面，身體往後靠，停在這裡**。你的手臂要打直，如果感覺不到手掌伸展，增加雙手和膝蓋的距離。

變化式：如果一開始手指很難轉向自己，那就把手指朝向牆壁。

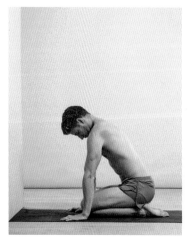
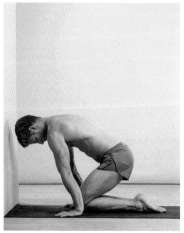

練習 2 建立根基

這個練習身體要對著牆壁，頭頂點地，手掌承受重量。雙腿打直的同時，手臂、頭，跟手肘要保持在同一位置。

注意：你的頭要靠牆——這個階段的頭不要離牆，否則後頸會內捲。

1 分鐘慢動作

在牆壁前的瑜伽墊上，採四足跪姿，頭頂在地，後腦靠牆，手腕在膝蓋旁，手指指向牆壁，手肘成直角，踮起腳尖，往前走，再伸直雙腿，這樣上背就可以靠在牆上。但如果這對頭部造成更多壓力，請將雙腳往後走。**手掌下壓，膝蓋上提，從雙膝著地到伸直雙腿間動作要慢。**你的前臂應保持跟地板垂直。要注意：

- 手肘靠身側
- 雙手太靠近頭部或離頭部太遠

1 分鐘停留

從後腦靠牆開始，雙腿伸直。**將身體保持在直腿位置。**如果感到太辛苦，請稍微屈膝。請記得：

- 後腦緊貼牆壁
- 前手臂垂直地板
- 手肘靠向身體
- 手掌緊壓地板
- 肚臍往內收進身體
- 上背靠牆

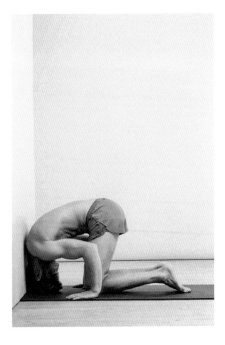
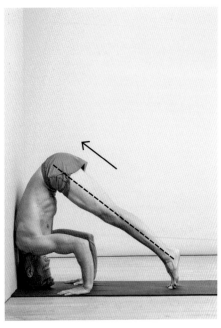

練習 3 靠牆提腿

這裡要從練習 2 的直腿進展到把膝蓋放在手肘上。進入姿勢的位置跟支點與練習 2 相同：後腦靠牆，手掌用力壓向地板。

有些人會感到手腕疼痛，那是因為手腕與手臂的力量不足以停在這個位置。將雙手稍微靠近牆壁，能讓疼痛減輕。

重點：所有運動的目標，都不是忍痛進行，而是從感官感受中學著認識身體。

1 分鐘慢動作

從練習 2 的姿勢開始，雙膝上提，雙腿伸直（參見第 115 頁）。**屈單膝，膝蓋往前放在同邊的手肘，另一邊的膝蓋重複同樣動作，持續膝蓋上下動作，進行 1 分鐘。**

記住：手掌用力往下壓，才能將壓力從頭頂帶向手臂。如果動作正確，練習後手臂應該會有點痠。

1 分鐘停留

進入雙膝在手肘的姿勢，**靠牆停留 1 分鐘。**

記住：利用各種姿勢調整，減輕頭頂與手腕的壓力。

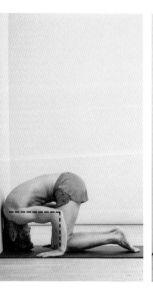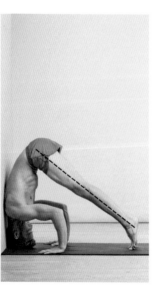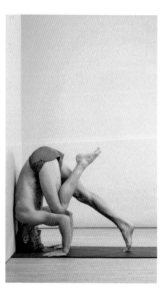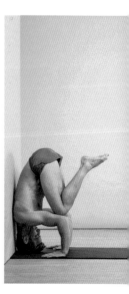

練習 4 離牆初試

如果你來到這個階段,我想你應該藉由靠牆練習建立了相當穩定的頭倒立基礎。現在是離開牆壁的時候了!最終,你會停留在這姿勢裡 1 分鐘。

1 分鐘慢動作

利用練習 3(前頁)進入姿勢,但要離開牆壁:頭頂點地,手掌下壓,以手臂承重。**慢慢進入並轉換姿勢——膝蓋放上,腳趾踩下,膝蓋再放上,腳趾再踩下**。每次都讓雙膝在手肘上停久一點。

1 分鐘停留

進入雙膝放在手肘的姿勢,可以的話停留 1 分鐘(這需要時間養成——剛開始如果只能停幾秒也沒關係)。

記住:在姿勢中停留的力量來自手臂,請避免只將頭壓向地面。

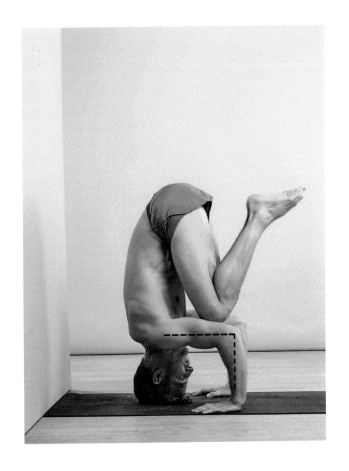

練習 5 臀部上牆

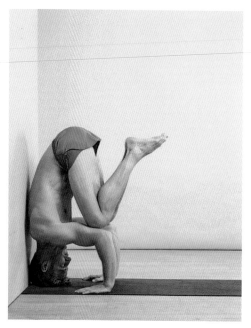

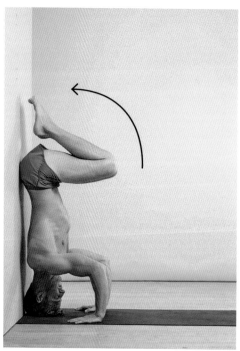

這個階段裡，你要讓臀部碰到牆壁。這個上提需要用到腹部，說得輕鬆，但不容易做到。

首先，腹部力量將膝蓋拉向腋窩。你在這裡必須利用腹內力量（參見第 59 頁的全身屈曲裡的解釋）將腹部內收。腹部向內吸的同時，手掌壓向地面，手肘往內夾，你應該會感到膝蓋帶向腋窩。另一個訣竅是將腳跟拉向臀部。

1 分鐘慢動作

從練習 3（參見第 116 頁）的姿勢開始，注意下列幾點：

- 腹部往內吸
- 手掌壓進地板
- 手肘收向身側
- 雙膝拉向腋窩
- 腳跟收向臀部

串連這幾個重點，自然就能進入靠牆倒立；你可以持續練習姿勢轉換，直到臀部順利靠牆。**你可以依照自己的需求慢慢將臀部重複靠近並帶離牆壁。**

訣竅：在第二個姿勢裡，可以看出後背微凹。這階段這樣就可以了──我們之後才需要將腿伸直。記住，目標是臀部靠牆。

1 分鐘停留

如果臀部在慢動作中有辦法碰到牆壁，才可以停留在這個位置。

練習 6 單腳上牆

在這個練習裡，你會再度離牆倒立，所以練習 5 的每個環節都得做得十分到位，才能來到這一步。可能需要練幾個月，但你會辦到的。

1 分鐘慢動作

進入練習 4 的預備姿勢（參見第 117 頁），確認你距離牆壁不遠。利用練習 5 的技巧（前一頁），收小腹，手掌用力壓向地面，手肘內收，膝蓋上提。穩定之後，舉起單腳，小心地接觸牆面。你的下背會自然凹進身體，**在凹背與直背之間來回轉換姿勢**。你得將不靠牆那腿的膝蓋帶向腹部，才能做到這個練習。

1 分鐘停留

進入慢動作練習裡的**最終位置，並穩定停留**。可以試試單腿 30 秒，然後加長到每邊 1 分鐘。最重要的是，停留在正確姿勢時，你感受到什麼。

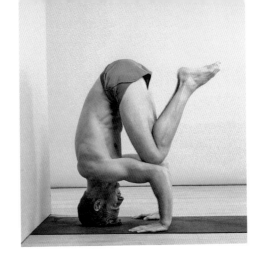

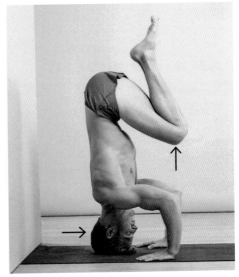

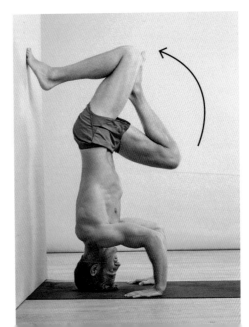

練習 7　捲脊椎

這個階段又回到靠牆練習，照片上看起來可能比之前兩階段簡單；但我可以保證，如果你的動作正確，就明白這超乎尋常的難做。

這個練習需要覺察，你的工作是要感受每一節脊椎跟牆壁接觸。

1 分鐘慢動作

從練習 3 的姿勢開始（參見第 116 頁）。**從這裡慢慢捲脊椎，一節一節地靠上牆壁。**這 1 分鐘要注意脊椎是否有點緊繃——這是你找回脊椎移動能力的機會。

1 分鐘停留

重複從慢動作姿勢，直到脊椎完全貼牆。**身體停在最高位置，脊椎維持靠牆。**不再拱後背。

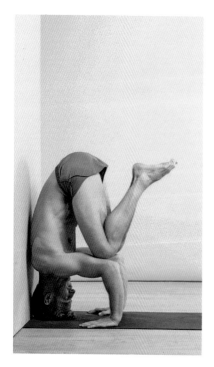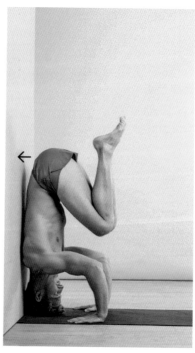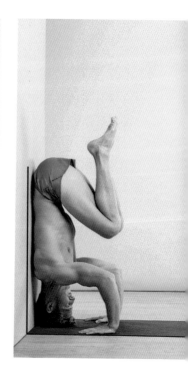

練習 8 屈膝頭倒立

前一個練習裡，是帶著覺察學習何謂靠著牆壁來捲脊椎。現在要模仿這個動作，但沒有牆了。如果你怎麼都辦不到，回到牆邊練習，直到熟練整個動作。

我知道你急著將雙腿離地往上，但我保證，根本不值得這樣做。必須按部就班的往前推進！最終結果會是個穩固而直挺挺的完整頭倒立，你的後背絕不會拱。如果你想停在這個姿勢，肚子絕不可能鬆垮。你需要有意識地使力，肚子內收，雙手下壓，手肘往內夾。

1 分鐘慢動作

從你學到的練習 4 姿勢進入（參見第 117 頁），身體離牆。用你的腹肌，**膝蓋從手肘**提起，靠近腋窩，肚子內收，手肘夾向內，**膝蓋上提**。你用頭頂直立，兩邊膝蓋收好，後背平坦，沒有凹背。

記住：目標不是用頭頂取得平衡，而是用肌肉幫自己撐在姿勢裡。

重點：進行這個練習前，你得確定自己可以不拱背就能做到這個動作。

1 分鐘停留

從慢動作姿勢逐步開始，來到屈膝的頭倒立。**維持身體穩定，脊椎平直**。如果你的高度讓你無法內收腹部，或是感到下背疼痛，那就是過高了。

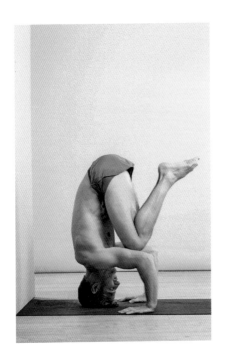 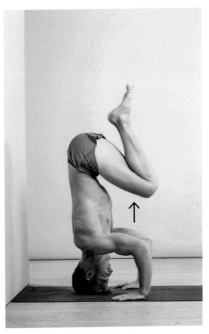

練習 9 單腿伸直的屈膝頭倒立

這個階段要開始伸直單腿，所以你要先能輕鬆做到屈膝頭倒立，才能進展到這裡。這是個控制與覺察的力量練習，不是平衡練習。

1 分鐘慢動作

從練習 4 的位置進入，手臂成直角（參見第 117 頁），做到屈膝頭倒立（練習 8，參見第 121 頁）。**來到這個位置後，伸直一條腿。**上舉腿打直，腳趾指向上方，同邊的臀部收緊。屈腿要拉向肚子並且肚子內收，這會幫助你維持脊柱的平整直線。回到起始位置並換邊。慢慢伸直另一腿停留 1 分鐘。

注意：單腿伸直時，通常下背會微凹。將肚子內收，會逐漸改正這種情況。

1 分鐘停留

將自己帶到最高位置，單腿往上並打直，另一腿彎曲收向腹部。**身體維持在最高位置30 秒**。換另一條腿重做一次。你可能會發現自己持續在調整位置，以便找到最正確的直線。我非常建議大家自行拍照，或找同伴一起練習，互相指正脊椎位置以及從頭到腳趾的直線。

訣竅：你可以將自己的練習上傳到你的YouTube 頻道，我看了之後可以給一些建議。我練習時如果不太確定是否正確，會一邊拍攝一遍唸口訣，像是：**肚子內收、骨盆往前、膝蓋收進來、肋骨拉回來**。然後我回頭檢查影像時，就可以看到哪些行動與方向最能幫我找到穩定而垂直的那條線。

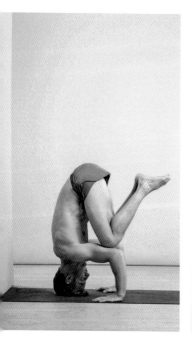 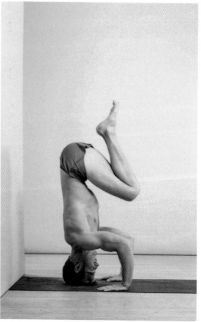 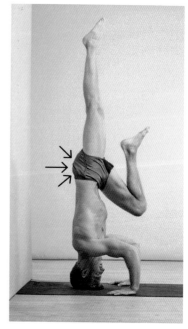

練習 10 修正錯誤

這個階段裡，我要告訴你在頭倒立時會犯的兩大錯誤，請你用這些姿勢改正，找到自己的垂直線。這兩大問題包括：

❶雙腿往前

你的脊椎線條非常正確，但髖部往前不夠多，於是造成臀部緊繃，多半是髖屈肌沒有啟動——因為久坐的關係。（解決辦法：少坐一些，並多做髖部練習，參見第 98 至 111 頁。）

❷雙腿往後

你的髖部往前，雙腿打直，但卻往後太多，造成下背過凹。最常見的成因是少了腹部力量，或是做平板撐體形成的壞習慣（少了前撐線條）。（解決辦法：練習第 56 至 69 頁的全身屈曲。）

這些錯誤其實就是代償——來自力量不足或是活動度欠缺，也有可能是不了解什麼是最適合身體的行動。好消息是，穩定的那條線就在身體的中央。

1 分鐘慢動作

利用練習 9 的方法（左頁），上提到完全頭倒立，但這次要伸直雙腿。看看你自然進入的姿勢是哪種——雙腿往前還是往後？知道自己需要加強的部位後，**利用全身屈曲練習**（參見第 64 至 65 頁）來調整到正確位置。再來回到頭倒立，試著重做同樣的動作。

1 分鐘停留

利用練習 9 的方法，以及你學到的所有行動，**上提到完全頭倒立，維持身體停在正確的直線上**。你需要照相機，或請朋友幫你看是否來到正確位置。首先，停在直線上時，你會發現自己不停地小幅調整，回到正確的直線。專注在你的感受，這些感受會告訴你身體目前的狀況。

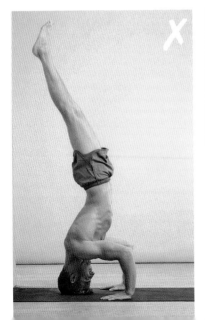
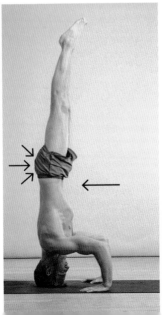
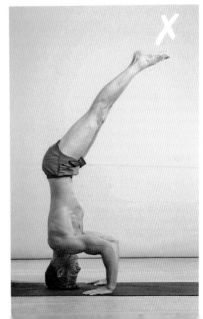

練習 10⁺ 起飛

如果你讀到這一頁，我假設你已經很熟悉這幾個手臂彎曲的動作（蛙立和頭到立），所以我想給你幾個做到書封動作的竅門。

我非常推薦的是，先熟練蛙立（參見第71頁），再試著起飛！這個系列裡我用的是行李箱，作為穩定並墊高的支撐物，但我建議利用屋子裡不同的家具來習慣這個動作，像是磚塊、書，你現在知道我們可以怎麼玩了……

步驟❶ 從踮腳蹲姿，手臂伸直開始（參見蛙立動作練習8，第79頁）。

步驟❷ 向前傾斜，手肘彎曲，往內夾，來到髖部下方。

步驟❸ 將體重稍微前傾，直到頭部完全著地，你可以用前額靠著地板。手肘依舊拉向身體，與地板成直角。腳趾在地上，膝蓋稍微離地。

步驟❹ 往前翻，頭輕觸地，並稍微前傾向前臂。跟頭倒立一樣（參見第112頁），請記住，永遠是用雙手而不是頭部壓向目前支撐的平面。由於身體前傾，雙腳現在懸空。

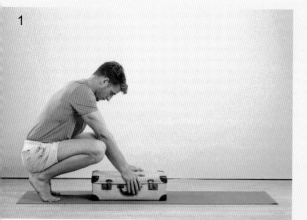
1

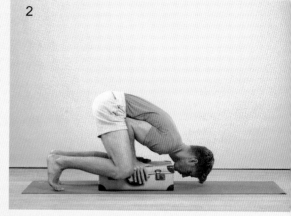
2

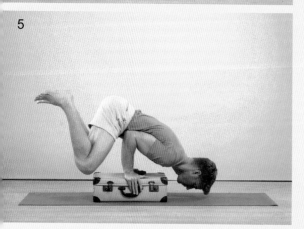
5

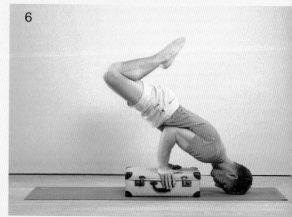
6

步驟❺ 從這個位置，將頭離地，前臂向後移，於是手肘再次與地面成直角，但保持膝蓋和雙腳離地。現在應該只剩下兩個支撐點——雙手要壓向支撐平面，手肘要支撐髖部。這基本上就是所謂的「髖立」。

步驟❻ 將頭放低回到地面，身體前傾靠在手肘頂端，稍微前翻滾到頭頂地。有了第三個支撐點（頭頂）後，壓腳背並盡量抬高膝蓋遠離地面。感覺像是試圖讓腳趾碰到後腦勺。髖部現在是開展的。

步驟❼ 使力維持頭部、雙手和手肘位置，慢慢伸直雙腿，盡量分開，臀部收緊。

步驟❽ 臀部收緊時，才可以將頭往後捲，體重回到雙手。此時雙腿會稍微降低高度，頭會離地往上。

重點放在：

- 雙手下壓
- 身體前傾
- 保持手肘與地板成直角
- 維持臀肌收緊
- 腹部內收
- 雙腿打直
- 壓腳背伸直

3
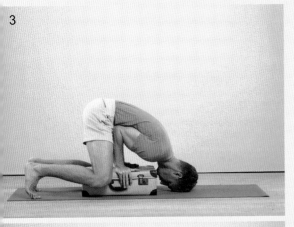

4
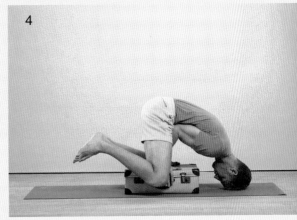

7
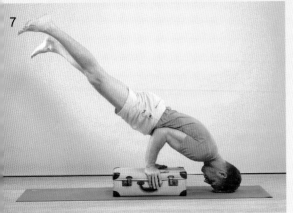

8
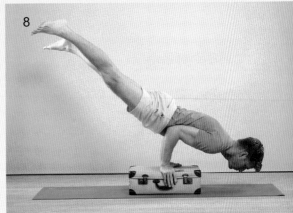

小祕技

手腕的動作

問：手腕能變得多強壯？
答：你能多強就有多強。

手腕就像身體的其他部位一樣，包括了關節和肌肉，需要保養，特別是你想做任何在手部施加壓力的練習，像是蛙立、前撐、倒立、直膝舉腿支撐，與階梯橋式。

這些練習裡，身體與地板接觸並承受壓力的部位就是手腕。這個部位沒訓練，最終就是頭痛和脖子痛。我強力建議你要好好保護手腕，確保手腕經常得到各種方向的拉伸。這麼一來，手腕就會保護你。

如需相關練習的建議，請參考 www.roger.coach。

手腕彎曲

你要熟悉手腕的活動度。雙手擺在同一個位置多久？所有地板健身運動都傾向於使用特定的手部位置，但雙手可以用各種方式彎曲。如果你不太適應這個系列的練習 1（參見第 114 頁），請花些時間研究，再嘗試其他練習。

深度探索

- 肚子內收
- 壓腳背伸直
- 雙腿打直
- 往地板下壓
- 手肘往內夾
- 肋骨架收向下
- 臀肌收緊

......而且要在頭下腳上時做到這幾點。這就是所謂覺察——了解身體在任何特定時間的狀態。「我的後背太凹......」那麼請將肚子內收。「頭好痛......」手臂多點力,把手肘內收。「手腕好痛......」雙手往前一點。你有持續伸展跟強化手腕嗎?

疼痛和感覺不是問題,而是各種線索,告訴你身體在特定時間的狀態。這些感受是最大的贈品與助力,不過你得記下這些線索,立即採取行動,調整目前正在做的事。疼痛不會憑空發生,它有成因。出現這種感受的只有你,但你就是感受的成因。

只有你可以透過長期工具來扭轉並預防疼痛一再出現。但前提是你不把疼痛視為障礙,而開始把它們看作是有價值的工具,這些工具才能發揮作用。再來,你可以提出貼切問題。

- 為什麼做這種運動會感到疼痛?
- 我能做什麼來改變這感覺?
- 我對自己的動作有多少覺察?

成功的練習者碰到訓練障礙時,不會喪氣也不放棄。他們也不是一遍又一遍傻傻重複同樣的事,讓問題惡化;他們不會這樣想:「我做那個動作時很痛,所以,我不要/不能做了。」

面對問題要聰明一些。別急著找人來「修正」你。對眼前的問題保持覺察,對你正在做的事加以調整或運用不同方法,找到解答。

> 同樣的舊思維等於舊結果。
> 選擇生活,選擇覺察。

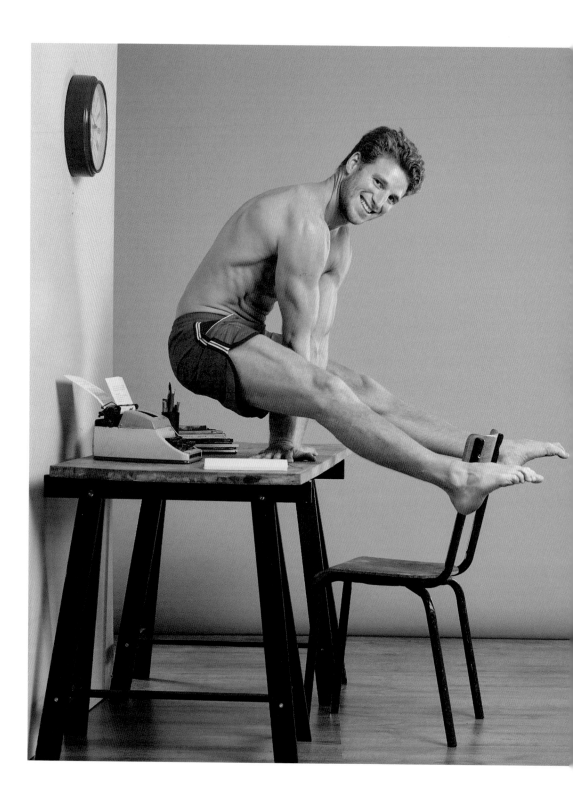

直膝舉腿支撐

直膝舉腿支撐（L-sit，直腿與分腿）的基礎是用雙臂將自己從地板提起來的能力，就我來看是實際力量和柔軟度的測試，而且必須從肩膀沿手臂下壓地板並撐起來！別擔心，剛開始你推的是比地板更高的平面。一路練習並降低到地板時，就能完全理解所謂從肩膀下壓的意思。

　　有件事要先講清楚：體操選手的手臂沒有比較長。

　　我記得第一次嘗試直膝舉腿支撐時，實在搞不懂其他人是怎麼從地面上提並停留，但從一個高過地面的平面也是可以撐起自己，這時我就知道訣竅，一切都明白了。直膝舉腿支撐是個長期目標，多練習，時間久了就會進步。

　　首先，你會先從桌子開始，再來是椅子的高度，再到瑜伽磚（或書本）。如果你從現在的平面撐起時只能停幾秒，我建議你增加高度，直到你可以熟練並停留至少 20 秒。關鍵是繼續降低高度，直到你可以從地板撐起。

　　只要你不停提醒自己，慢工出細活，一定沒問題的。那麼就開始吧。

好處

★肩膀活動度與力量

★腿部延展度與力量

★髖部延展度與力量

★後背延展度與力量

★核心強度

★肩胛骨活動度

★跟朋友炫耀

怎麼動

從本書選 5 個練習，作為你的日常 10 分鐘訓練。找出本章裡需要改進的動作，重複練習直到你可以進到下個階段。每個練習包括 1 分鐘的慢動作跟 1 分鐘的停留。

練習 1 肩膀下推

這個階段我用兩個高凳來推舉身體。也許很隨機，但展現出這個練習的多樣性。看看你家裡有沒有兩個等高的家具，可以讓你用手臂來承重。

1 分鐘慢動作

找兩個等高的平面，可以承受你的體重並懸在中間。**手掌下壓，肘眼朝前，手臂打直，雙腳離地**。你會發現屈腿比較容易，但如果想要更進階，將雙腿延伸向前。你的目標是上下移動，所以將肩膀往上接近耳朵，接著再往下壓遠離耳朵。

1 分鐘停留

將自己帶到最高位置，單腿往上並打直，現在試著停留，肩膀下壓（遠離耳朵）。**手掌往下推，雙腿一起上提延伸往前**。用手臂支撐身體，你的目標是這樣停留 1 分鐘。如果無法停留超過 20 秒，你需要再高一點的支撐物。時間久了，力量夠了，就能降低高度，最後來到地板。

上升（肩膀靠近耳朵）　　　下壓（肩膀遠離耳朵）

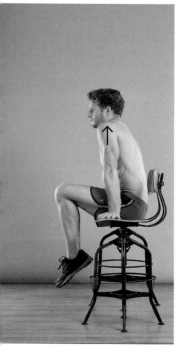
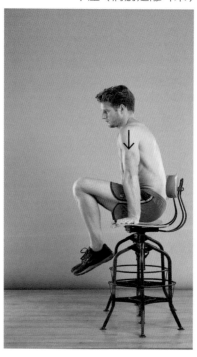
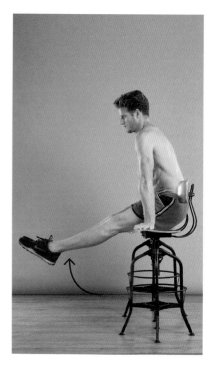

練習 2 分開直腿上提

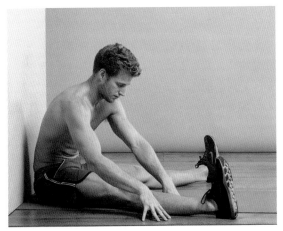

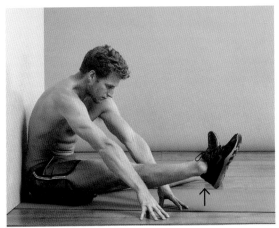

這階段你會感受到何謂直腿離地。多數健身練習是屈腿進行，這個直腿動作的難度可能出乎意料。從腿的兩側以指尖下壓地板會有幫助。

1 分鐘慢動作

雙腿分開，坐在地上。雙手各在一腿的兩側。**指尖下壓地板，將腿盡量上舉，再慢慢降低回地面。**換另一條重複做，每邊 30 秒。

1 分鐘停留

坐在地上，雙腿分開。**雙手指尖各在一腿的兩側，下壓地板，將腿盡量舉高，停留。**再來換腿重複。

訣竅：雙手愈靠近腳，挑戰度愈高。

進階版：手掌（而非手指）壓在一腿的兩側地板上。參見下圖。

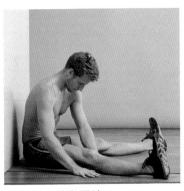
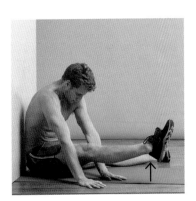

進階版：手掌壓地

練習 3 反向平板撐體

這個階段會探索反向平板撐體，幫助你了解肩膀的運作，特別是臉朝上時以肩膀支撐身體。在這裡的主要支撐力量來自肩膀。

你必須用力推向地面，使肩膀遠離脖子——也就是肩膀往後與往下兩個行動。維持肩膀直接對齊手腕上方，就像臉朝上的前撐。

1 分鐘慢動作

坐姿，雙手、腳和臀部貼住墊子，膝蓋彎曲。髖部往前抬高臀部，在最高位置收緊臀部。手掌往下壓向地板，幫助臀部往上收緊，來到反向平板撐體，但膝蓋彎曲。**肩膀往後往下轉，肚臍內收，到達最高位置時，雙腳推向地面。**降低身體再抬高，做 1 分鐘整。

1 分鐘停留

雙手下推，身體到達最高位置時停留。重點放在：

- 雙手推向地面
- 肩膀往下轉
- 肚臍內收
- 臀肌收緊
- 雙腳踩地

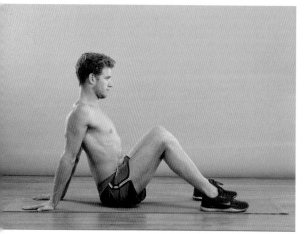

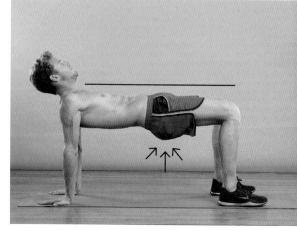

練習 4 開肩

這個練習是手臂在背後的拉伸,增強上背肌肉並延展前胸。最終你會想努力將雙手在背後會合,但首先得專注在開肩。如果你感到手肘疼痛,將雙手距離拉開,或是將手指稍微朝外。

1 分鐘慢動作

坐在瑜伽墊上,雙腿舒適的延伸往前,雙腳勾向自己。雙手在背後,與墊子同寬(可以的話縮短兩手距離),手掌向下,手指朝後。**肩膀往前(內轉,見圖左)再往後轉(外轉,見圖右)**。重複轉肩膀 1 分鐘。

訣竅:你可以將雙手距離縮短或臀部往前,增加這個練習的延展度。

1 分鐘停留

肩膀保持完全外轉的位置,停留並盡量感受到拉伸,這感覺可能在身體前側,在胸部以及上背。

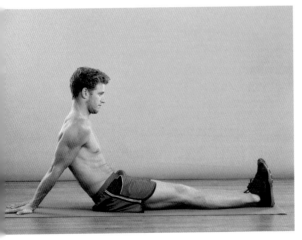
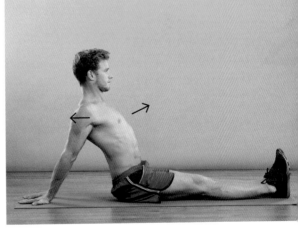

練習 5 進階肩膀拉伸

這個練習要進一步拉伸肩膀。

練習時要將肋廓內收，像是進階版的前撐（參見第 44 頁），所以你應該相當熟練了。

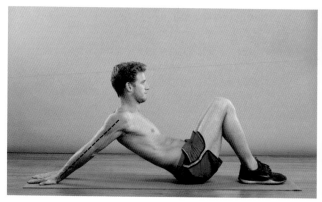

1 分鐘慢動作

坐在瑜伽墊上，彎曲膝蓋，雙腳踩地，雙手在背後。手指朝後，雙手與墊子同寬，可以的話距離盡量縮短。**雙手往後滑開，維持手臂打直，膝蓋拉向前額。頭往前碰膝，脖子到手腕成一直線。**

1 分鐘停留

跟著慢動作練習的步驟，**屈膝時肩膀下壓，用腹肌將膝蓋拉近**。剛開始膝蓋碰不到額頭也別擔心（好事需要多磨）。

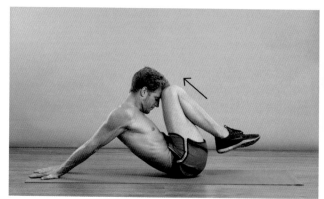

深度探索

剛開始練習停留時，可能會感到非常費力，有時覺得進步不多或根本沒進步。有個保持專注的好方法：「每一秒都算數。」

我是說真的。本章中裡停留練習的每一秒能量，都會累積到最終目標。一次只要貫徹一個練習，一秒算一秒。沮喪和不耐是練習的敵人。你要明白，每次練習都會有進展，即便你感覺沒有，或覺得昨天練得比較好。有些時候你會以為自己退步了，然後告訴自己，這些努力都行不通。但這些練習都有用，

一定會有用。這是身體的奇蹟──人類的適應能力。

這不是一段直直往上爬的旅程。但也就像生命中會遇到的每段旅程和每個挑戰──創立事業，建立關係，維持友誼，活過一生。一切都有起落、障礙，和緩步前行的狀況，但一定都是在進步。

我說不出每次出門時做了多少次停留練習，這些練習每次都跟任何一次一樣重要，每次都是往上一級邁向成功的階梯。

練習 6 摺疊下壓

對我來說，這個練習是做到直膝舉腿支撐的最佳準備。試想：體操選手可以從這個位置推到手倒立。那麼他們是怎樣將雙腿放在手臂外側，還居然往上到手倒立？答案：他們用上背與肩膀，再加上非常多的柔軟度。這相當進階，所以要準備好花上一些時間來琢磨這個動作。

1 分鐘慢動作

利用練習 3（參見第 132 頁）的姿勢開始，但這次你的雙手向外，膝蓋彎曲。大拇指朝前，手臂打直，**臀部往上稍微離地，雙腿伸直**，肚子內收，肩膀前傾，打直雙腿。如果你可以打直雙腿，下一個重複動作時，試著將雙腳往臀部方向移動，做不到的話，便將雙腳往前，直到自己能夠做到。

專注以下幾點：

- 下壓向地板
- 臀部往後推
- 肩膀前傾
- 肚子內收
- 雙腿打直

1 分鐘停留

進入直腿位置，目標是臀部盡量來到手臂後方。停留。你要做到的是：

- 手臂打直
- 上背拱起
- 雙腿維持打直
- 肚子內收

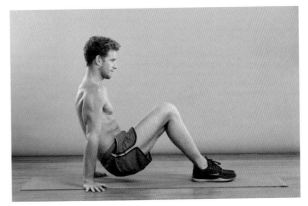

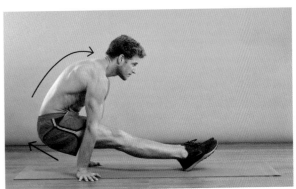

練習 7 肩膀捲進並下推

這個階段要觀察上背在直膝舉腿支撐中的動作。

這個練習裡,上背要拱背,或說肋廓要往內收。練習中要做到這兩件事,基本上就是進階版的前撐(參見第 44 頁)。

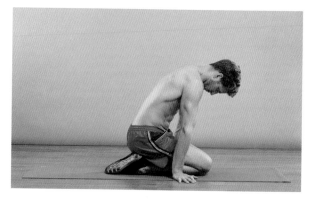

1 分鐘慢動作

跪在瑜伽墊上,膝蓋稍微超過雙手。上背拱,從肩膀下壓地面,來到照片上的姿勢。**下壓的同時,膝蓋上提離地**,只有腳趾尖在地上。

1 分鐘停留

膝蓋上提離地後,從**肩膀下壓地面,啟動腹肌將膝蓋拉近肚子**。試著專注在上背拱起,讓身體高度增加。上背要保持圓背,並停留 1 分鐘整。

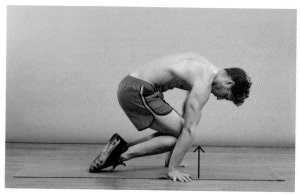

進階版:最終,在這個停留練習裡,你會有足夠力量將雙腳上提離地。但除非你能雙腳在地面停留 1 分鐘整,否則不要嘗試進階版。

進階版:雙腳離地

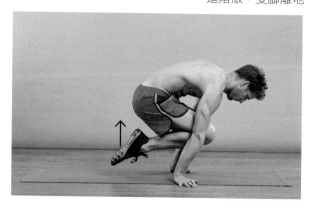

練習 8 靠牆摺疊前彎

我在一次陰瑜伽課堂上跟老師學到的，這練習可以放鬆並拉伸背部。「放鬆？這很強耶！」我這樣回答。但老師説得沒錯：過了一陣子，緊繃的肌肉開始鬆開，的確變得很放鬆。

1 分鐘慢動作

站在牆面前，雙腳稍微分開，雙腿打直。與牆距離要拉開，讓自己有空間完全前彎。從腰部前彎，直到身體感到一定拉伸，同時是舒適的位置。**維持雙腿打直，慢慢將身體上下滑動，用手臂幫自己進入與離開姿勢，體會不同層次的強度。**

1 分鐘停留

從慢動作姿勢開始，**深呼吸並前彎，讓脊椎盡量貼牆。雙腿打直並停留。**你或許從腳跟到後頸的部位會感到拉伸。只要是延展的感受就沒問題，可以繼續停留。

注意：這些照片裡示範的是進階版靠牆摺疊前彎。你會逐漸做到，但先試試將雙腳更靠攏與離牆壁稍遠。很多人剛開始離牆太遠，但其實可以靠近一些。

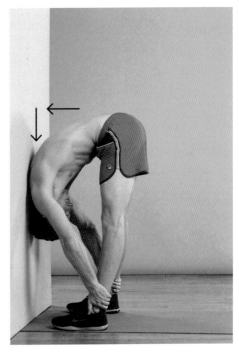

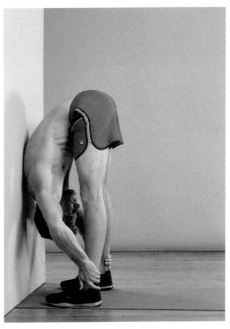

練習 9 靠牆下壓

這個階段要用牆壁來模擬地板，做到你需要下壓地板並上提雙腿的動作。在最下圖，你看到我用拇指與手指下壓，同時我的雙腳離牆。

1 分鐘慢動作

瑜伽墊靠牆。躺下並將雙腿靠在牆上，雙腳距離寬一些。頭與胸口往上，手臂往前，手指推向牆壁。**推向牆的同時，將雙腿與腳拉離牆面。**放鬆雙手並將雙腿靠牆。這樣來回重複 1 分鐘。

訣竅：用不同的雙腳距離試試，鼠蹊緊繃絕對會限制行動。如果你做得吃力，全身屈曲練習（參見第 56 頁）可以幫你離地更遠，腿部靈活度的進展（參見第 84 頁）有助於開髖。

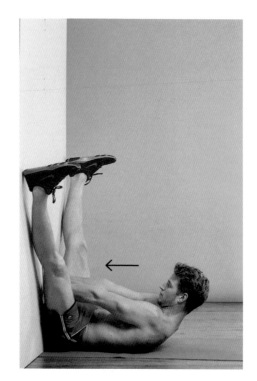

1 分鐘停留

手指推向牆壁，雙腿與腳盡量接近身體，膝蓋打直。起先你可能想縮短雙腳距離；但慢慢的你會將雙腳盡量分開。

進階版：試著用手掌（而非手指）推牆。

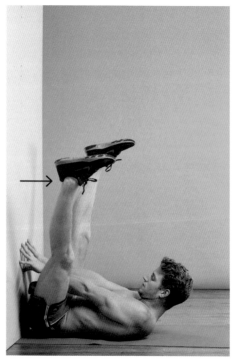

練習 10 直腿練習

這個階段要訓練停留能力，而且是直腿。剛開始會需要一個較高的平面（而不是地板），幫助你伸直雙腿。你得練習兩腿可以在雙手內側與外側伸直。

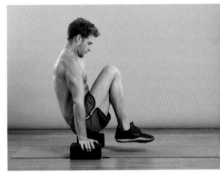

1 分鐘慢動作

找兩個可以承受你的體重，讓你懸吊在中間的平面。可利用的有伏地挺身器、椅子或高腳凳——不管雙腳怎麼離地，只要不碰地就好。雙手平貼並下壓你的支撐物。從肩膀沿手臂往下推來上提身體。**從屈膝到直腿，來回移動。**

1 分鐘停留

以手臂打直與雙腿伸直的姿勢開始，從肩膀下壓並停留。盡可能撐到 1 分鐘。你在這個姿勢應該至少停 20 秒，雙腳不碰地。只要能完成這部分，就可以降低平面高度，重複練習。

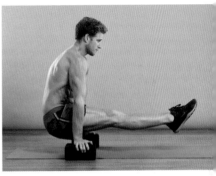

小祕技

椅子救星

要怎樣利用零碎時間練習直膝舉腿支撐？請記住，目標是朝著利用上身與核心，輕鬆支撐體重。不幸的是，到處都可以找到椅子——這帶來的身體傷害遠超過任何別的家具。然而，「久坐凶器」可以變成「椅子救星」。

身體兩側各放一張椅子，提供了絕佳的支撐，這就像一對平行的把桿。你可以練習許多變化式。

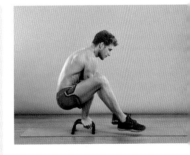

1 分鐘停留

找一張安全固定在地面的椅子，用雙手推向兩側的椅子：

- 膝蓋收向胸口　　• 保持雙腿伸直

維持這個姿勢，重複多次，直到你覺得已經完成。

如需進一步練習建議，參見 www.roger.coach。

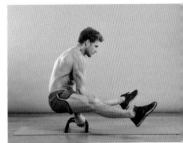

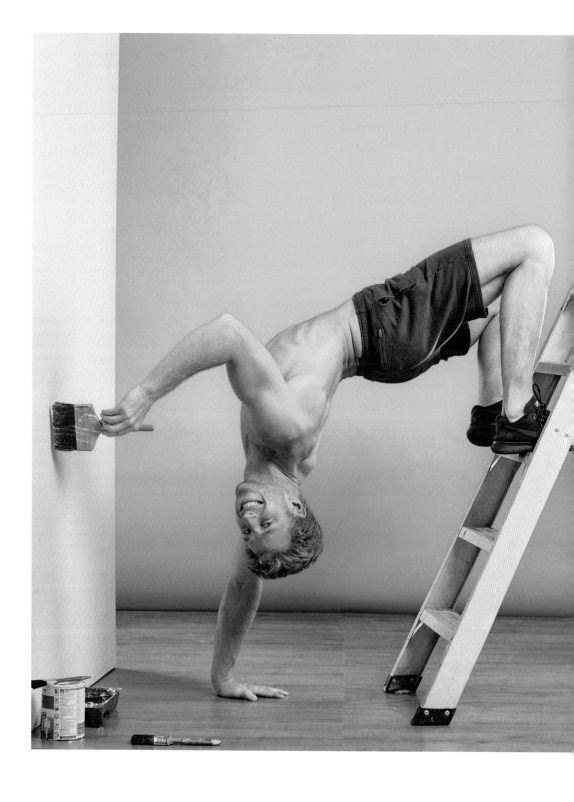

階梯橋式

階梯橋式是雙手過頭的練習,目的是改善肩膀靈活度,以及脊椎活動範圍。如果你心中有個你辦得到的最熱門練習清單,我敢說沒有一個是能教你如何完全延伸脊椎的。

我這裡說的完全延伸脊椎,是指脊椎中段,不是下背。如果你下背疼痛,就該了解這個關聯性。下背痛的成因有上百種,其中之一是多年久坐,讓你習於脊椎彎曲的位置。

例如,駝背往前傾的坐姿,造成脊椎彎曲,可能帶來中背(也就是胸椎)緊繃鎖死。結果,你就失去胸椎的活動能力。於是我們會用上所有沒鎖死的部位來完成活動。如果中背動不了,身體會怎麼辦?當然是叫下背來幫忙。於是出現了常見的下背疼痛。

大體來說,下背其實沒有大問題,只是你失去了脊椎中段的活動能力。這個章節的輔助練習會教你如何開始整合並恢復一些脊椎中段的活動,因為我們有肋廓作為支撐,再來引導你按部就班進入階梯橋式。如果在這些練習裡,你感到下背(或頸部)疼痛,那就是代償的結果。橋式不會造成背痛。你搭橋的方式才是背痛成因!

這些練習裡,建議用椅子來增加動作的高度。練習橋式時,雙腳抬高離地,更能達到開肩效果。最終你能從地面推起,毫無疼痛的做到完整橋式。(階梯的每一階高度相當,用來練習十分理想。我用梯子練習〔前頁圖〕,但請別學我,找個穩固的支撐物!)

好處

★學習如何無痛彎背

★克服頭下腳上的恐懼

★改善肩膀靈活度

★學習新技巧並開發神經通路

★有助壓力釋放

★跟朋友炫耀

怎麼動

從本書選 5 個練習,作為你的日常 10 分鐘訓練。找出本章裡需要改進的動作,重複練習直到你可以進到下個階段。每個練習包括 1 分鐘的慢動作跟 1 分鐘的停留。

練習 1 收緊臀肌

這個練習的標題完全解釋了你該做什麼。目的是要你開始用臀肌來支撐背部。這些肌肉完全啟動之後，就能減低身體其他部位（主要是下背）的緊繃。

1 分鐘慢動作

躺在瑜伽墊上，膝蓋彎曲，雙腳踩地與肩同寬。**抓住腳踝，臀肌收緊，胸口上提，身體往上，臀部離地**。推到最高位置時，臀肌要感到收緊並啟動。如果脊椎疼痛，稍微降低高度。你會感到下列幾處的拉伸：

- 肩膀
- 後背
- 髖部前後
- 雙腿前後側

來到最高位置後，降低高度。花 1 分鐘上下移動。

1 分鐘停留

從慢動作姿勢開始，**雙腳下壓、臀部收緊，並將身體上舉來到最高位置，停留並收緊臀肌**，持續 1 分鐘。

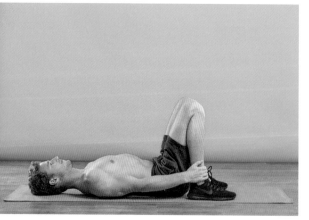
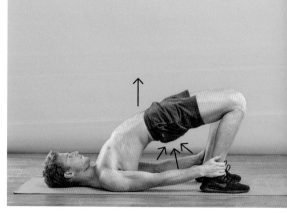

練習 2 收緊臀肌，十指互扣

上個練習是抓緊腳踝，這能取得手與腳的適當距離；這個階段裡你要十指互扣來打開肩膀，將前一個練習的動作再加上新的作用。

1 分鐘慢動作

躺在瑜伽墊上，膝蓋彎曲，雙腳踩地與肩同寬。雙腳踩進地面，臀部稍微抬高。**雙手在背後，十指互扣。臀肌收緊，胸口上提，推到最高位置。**放鬆臀肌並回到地面。上提與降低持續 1 分鐘，維持雙手在背後，十指互扣。

重點：如果肩膀非常緊，回到練習 1，再次抓腳踝練習。過一陣子再做練習 2。

1 分鐘停留

雙腳下壓收緊臀部，雙手在背後互扣，推到最高位置。停在最高位置，專注在兩股相反的力量：十指互扣推向地面，臀部收緊往上推。

深度探索

這個練習有兩股相反的力量互相作用：十指互扣推向地面，臀部收緊往上推。如果你感到背痛，可能是髖部太緊，試試髖部活動的練習（參見第 98 至 111 頁）。

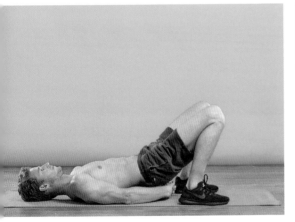

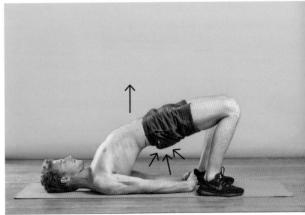

練習 3 臀部收緊，手掌貼地

這個練習是練習 1 跟 2 的進階版──雙手貼地，跟橋式的位置相同。你的目標是手推地板同時將臀部收緊往上推。因此，用雙手來建立穩定基礎以支撐身體非常關鍵，如果重量不是在雙手，就會跑到脖子。

訣竅：你可能覺得雙手距離寬一點，會比較容易往下推地板。

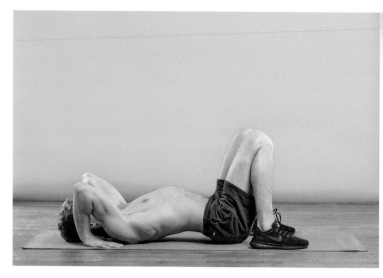

1 分鐘慢動作

躺在瑜伽墊上，膝蓋彎曲，雙腳踩地與肩同寬。**雙手過頭，手掌在耳朵兩側往下壓，手指朝前。髖部往上推，胸口上提，收緊臀部。身體到達最高位置時，再次降低回地面。維持上下緩慢移動，進行 1 分鐘整。**

1 分鐘停留

髖部往上推，胸口上提，臀部收緊。身體來到最高位置時停留。雙腳壓向地面有助於停在動作裡。

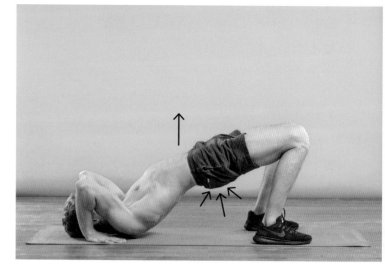

練習 4 頭部離地

這個階段要從練習3再往前推一步，將頭離開地面，所有的原則都跟前三個練習一樣。

1 分鐘慢動作

躺在瑜伽墊上，膝蓋彎曲，雙腳踩地與肩同寬。雙手過頭，手掌在耳朵兩側往下壓，手指朝前。**髖部往上推，胸口上提，臀部收緊。身體推到最高位置時，頭還在地面，繼續推高。手往下推，頭稍微離地。繼續維持上下緩慢移動，進行 1 分鐘整。**

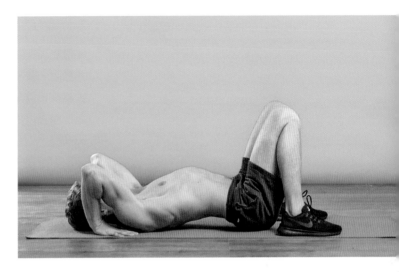

1 分鐘停留

髖部往上推，胸口上提，臀部收緊。身體推到最高位置時，頭稍微離地，盡可能停留，或停滿 1 分鐘整。雙腳壓向地面有助於停在動作裡。

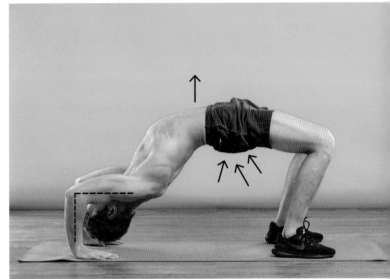

練習 5 跪姿測驗（一）── 頭碰牆

這個練習不再躺著了，你要從跪姿練習，利用牆面來測試肩膀與後背的活動能力；你會用到之前四個練習的動作，也是這階段練習的基本。如果你沒有收緊臀部，很可能會帶來下背疼痛，如果胸口沒有上提，最終會傷到脖子。脖子是因胸部的動作而被帶動。

目標不只是頭碰到牆，還有頭碰牆而毫無痛感。如果你的下背或脖子感到疼痛，一定要停下來，而不是忍痛上推。過度折下背，造成肋廓不夠開展，只會造成更多未來的練習問題，背痛就是個代價。

1 分鐘慢動作

跪立，大腿分開，背對牆壁，腳趾剛好碰到牆腳。**雙手在胸前作為平衡，再慢慢帶著覺察往後彎**，持續往後，直到頭碰到牆（如有疼痛就停下來）。**慢慢帶著覺察回到原來的姿勢**，只要不感疼痛，繼續這樣前後移動，做滿 1 分鐘。

1 分鐘停留

跪立，背對牆壁，往後彎直到頭碰到牆，停在後彎裡 1 分鐘。你會感到身體的肌肉緊張，但沒有疼痛。

訣竅：有了進步之後，你可以拉開跟牆的距離，增加背彎強度。

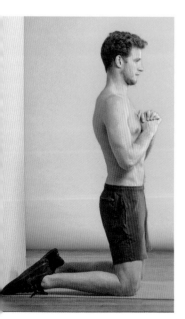
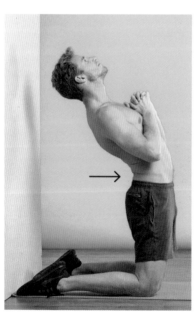
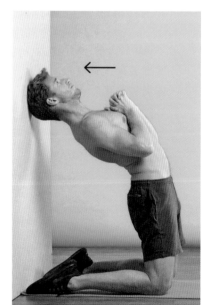

練習 6 雙手過頭延展

手臂伸直過頭,為後彎增添了全新的向度。與練習 5 的跪姿版本相比,這個練習的張力明顯升高。我已經強調多次,但還是要重複説明:下背不應該感到任何疼痛。如果有的話,很可能你的肩膀或髖部活動度不夠,或兩邊都受限。試試第 62 至 63 頁的練習來改善肩膀活動度。

1 分鐘慢動作

站姿,背對牆壁(一開始要靠牆近一些),雙腳與骨盆同寬,手臂在身側。**延展手臂過頭,愈高愈好。接著胸口盡可能上提**,臀部**收緊,後背彎,手臂伸直,目標是碰到背後牆壁。** 碰到牆壁之後,回到站姿。繼續緩慢後彎再往前,沒有痛感的話持續做。

1 分鐘停留

從慢動作位置進入,按照同樣步驟,直到**雙手碰到背後的牆壁,手臂伸直。停留。**收緊臀肌,肚子內收,這能降低後背的緊繃。小心不要過度伸展脖子。

訣竅:你可以靠近牆壁一些,這練習就會簡單許多。

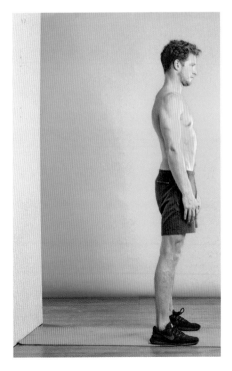
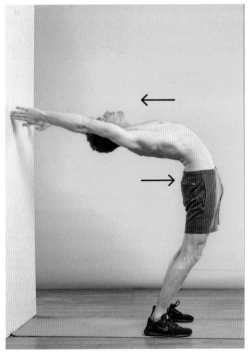

練習 7 臀部收緊上提

這個階段會讓你逐漸熟悉用椅子或台階練習的感覺。雙腳踩在較高的位置，可以補足肩膀活動度，而肩膀開展是完成階梯橋式的必要條件。這個練習比較像是幫助你習慣後彎的感官感受，帶著覺察來探索這些感受如何影響身體的其他感覺。

用椅子墊高雙腳，可以大幅減少下背的後彎程度，較之到目前為止的其他後彎練習更為輕微，因此不需要特意凹背或直背──只要專注在臀部收緊並盡量上提到最高位置。

將椅子靠牆，防止椅子滑開；你喜歡的話也可以用階梯，但確認階梯的高度適合，避免引起疼痛。你能站的階梯愈高，就愈容易轉換到後面的練習。所以請用不同高度來做，但如果目前只能有一種高度，依舊是好的開始。給自己時間，慢慢進步。

1 分鐘慢動作

躺下，腳跟在椅子上。臀部靠近椅腳，大腿靠近胸口，手抓椅腳。**臀部收緊，將髖部打開上推，臀部離地，抬到最高位置，再降低高度。**緩慢上下移動，在頂點收緊臀部。

1 分鐘停留

臀部盡量抬高。停在最高點 1 分鐘。

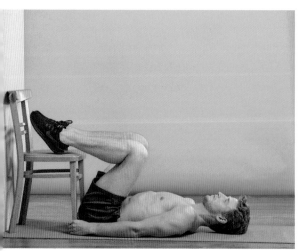

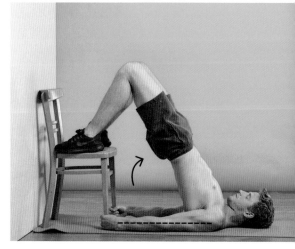

練習 8 跪姿測驗（二）── 手臂伸直過頭

這個練習會做到跟練習 5 相同的姿勢，但手臂要打直。

記住：下背疼痛不能忽視。把過多後彎放在下背，肋廓就少了延展機會，會造成未來更多問題。下背痛便是代償的結果。

1 分鐘慢動作

跪立，背對牆壁，膝蓋與骨盆同寬，腳趾稍微離開牆腳。**手臂高舉過頭，盡量伸直往上。手臂打直後，臀部收緊，胸口上提，再慢慢帶著覺察往後彎，保持手臂打直，目標是手指碰到牆**。回到原來的姿勢，再繼續這樣前後移動，做滿 1 分鐘。

訣竅：有進步後，離牆遠一些，有天你可以一直後彎，直到雙手碰地。（我說真的！）

1 分鐘停留

跪立，背對牆壁，跟慢動作姿勢相同。**往後彎直到手指碰到牆，手臂打直。停在後彎裡 1 分鐘整**。你會感到身體的肌肉緊張。熟練之後，離牆遠一些，確認臀部始終是往前推。

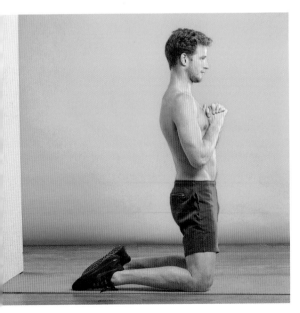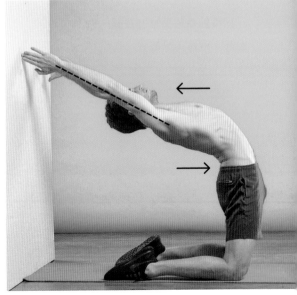

練習 9 手臂伸直

這個練習要你再度將雙手高舉過頭。你會發現這動作來自練習 4（參見第 145 頁），而轉換到這個版本是有些難度，因為目標是打直手臂。一旦你的手臂能伸直，上提動作帶來的壓力就不會全落在下背。

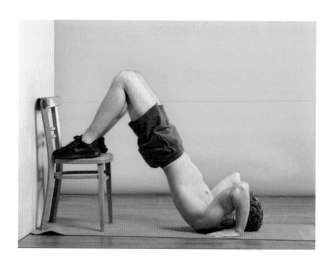

1 分鐘慢動作

躺下，腳跟在椅子或階梯上。**雙手過頭，手掌在耳朵兩側往下壓，手指朝前。臀部收緊，將髖部打開上推，臀部離地，抬到最高位置，手掌推地直到手臂伸直。緩慢上下移動，在最高點收緊臀肌。**

1 分鐘停留

從慢動作姿勢推起身體，愈高愈好，停留 1 分鐘。

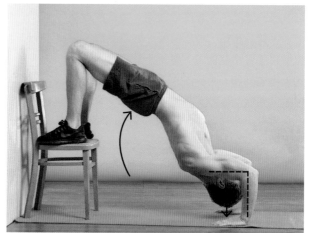

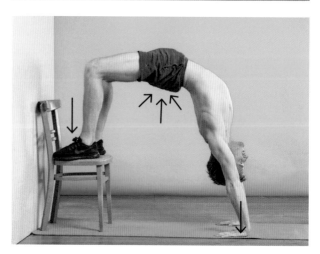

練習 10 打開肩膀

這個階段要把這一章所有的進度整合在一起，做到階梯橋式。

跟其他階梯練習一樣，這也是為了適應不同的高度，重點是進入正確姿勢。雙腳位置愈高，愈容易打開肩膀。

如果肩膀不夠開展，最終會用其他部位（最可能是下背或頸部）來代償這個動作。但下背和頸部支撐有限，所以重點是，不要依賴這些部位來停留。必須確認上背和肩膀能完全支撐自己，才能從地板推進到橋式。

1 分鐘慢動作

從練習 9 的停留姿勢開始（前一頁），雙腳踩在適合自己的高度，**手掌下壓，支撐自己**。要來到垂直地面的位置，必須同時做到這三點：

- 雙腳踩向椅子或階梯
- 雙手用力推向地面
- 臀部收緊

等到來到最高位置，而且手臂打直後，你就必須打開肩膀，**雙腿彎曲再伸直，將髖部對齊手腕與地面成垂直一直線**。

1 分鐘停留

將身體推到開肩的位置並停留。如果你無法將髖部推到手腕上方，做到垂直地面的那條線，你需要將雙腳再墊高一些。

訣竅：一旦你有信心將肩膀帶到手腕後方，就可以開始降低椅子或階梯的高度，直到你不需要墊高雙腳，就能從地板推進正確位置並停留。

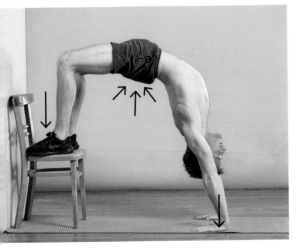
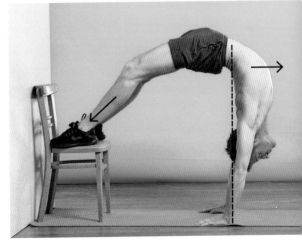

小祕技

看電視

你聽過一個名叫人面獅身式的瑜伽體式嗎？想像人面獅身的模樣，就會明白這是做什麼了——趴在地上，胸口上提。小娃娃常這樣做。這很有用處！這是開展上背的好方法。我要給你這個挑戰：待在人面獅身式裡看電視，看完之後在屋裡走一圈，感覺一下你的脊椎。這個姿勢將脊椎慣用的日常位置帶到相反方向，是減緩脊椎柔軟度老化的好辦法。我寫這本書時，有大半時間是採取人面獅身式，所以我要感謝各位，幫助我維持脊椎開展。

如需進一步練習建議，參考 www.roger.coach。

人面獅身式

在電視／電腦／書本前，找個舒適的位置趴下，腳趾朝後，用手肘將自己撐起來。平視正前方。停留時始終維持肩膀往後往下。不論你在看電視、工作還是讀書也好，都能轉移你的注意力，讓你忘記脊椎的感受，而肋廓就會舒展開來。

深度探索

對體操選手來說，完成版的橋式應該是雙腳雙手都在地面。然而，如果你的肩膀、髖部或脊椎活動度不夠，這只會帶來更多問題，像是脖子痛、背痛，還有手腕痛。

因此我不會從雙腳踩地的位置來教推直手臂的橋式。雙腳墊高可以讓身體欠缺支撐的部位避免無謂的疼痛與壓力，讓你安全無痛的練習並進步。如果你肩膀不夠開、肩膀太緊，就想著要從地面推高到最終版的橋式，這會阻礙動作進行並傷害身體。我就這樣練了幾年，所以我很清楚。這會帶來過度柔軟而且乏力的下背，後來我花了好多時間才救回。

橋式是很棒的練習，教給你許多關於身體的知識。練習時應該好好專注並保持耐心。身體任何部位的疼痛都是警訊，告訴你有個地方欠缺活動度。身體非常聰明，受到限制時會馬上警告你，而你要保持足夠覺察，才能清楚接收到這些訊息。

帶著覺察來移動身體，就是安全進步的保證。

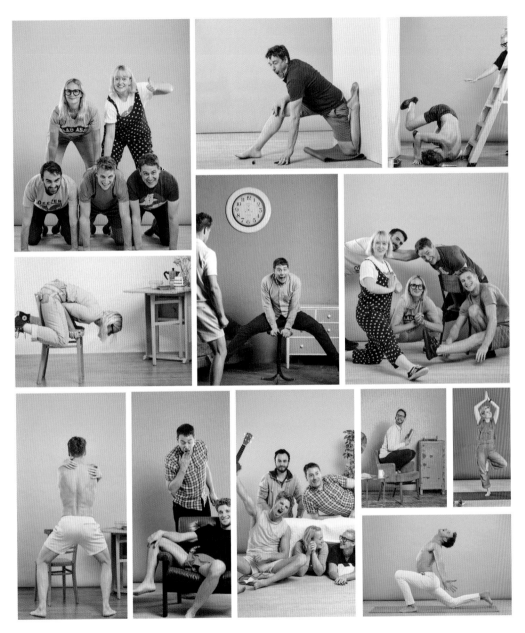

寫這本書帶給我很多愉悅，也可以看著全體團隊到最後可以動得多好！

索引

* 編按：有些詞彙放在不同語境中，翻譯會有字面上的差異；
有些詞彙指向的是相同的概念，而非一模一樣的字詞。

我的故事

這要從位於英格蘭的農莊講起。我從小沒看電視也不出去玩，時間都花在農場探險跟照顧農務，我的任務包括了建造牲畜的窩點、清除刺人的蕁麻、整理凌亂的木材、發掘舊時小路、捉回亂跑的雞，還有爬樹和採蘋果。這些任務有點像是我的工作。沒人要求或命令我去做，但我真心喜歡這些事。埋頭工作的時候，一下子就過了好幾個鐘頭。

回想起來，我覺得很幸運。我認為童年的經歷帶給我多數孩子未曾享有的機會，讓我去做想做的事。

後來，我長到十幾歲時，全家搬到了東倫敦。讀者可以想想，這十五歲上下的孩子如何替欠缺電視的童年趕進度。我想光是那年，我就看了每部好萊塢電影。尚－克勞・范達美、席維斯・史特龍，還有阿諾・史瓦辛格，這些明星成了我的英雄。

所以我想大概就是這樣……我決心成為健美先生。

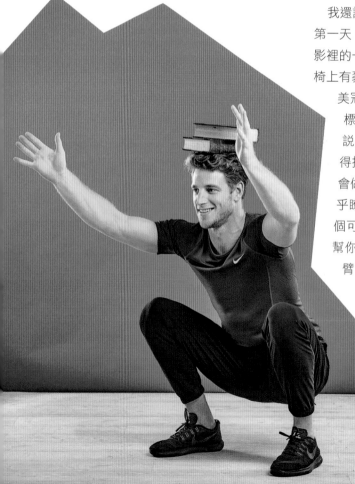

我還記得，我打算把自己練成阿諾那樣的第一天。住家附近的健身房看來就跟拳擊電影裡的一模一樣：改裝的車庫空間，黑色長椅上有裂紋，生鏽的槓鈴，海報上是前任健美冠軍。那天我走進去，碰到老闆——標準的東倫敦人，名叫戴夫。我跟他說了自己的健康狀態和健身需求，講得拉拉雜雜落落長，就像個中二青少年會做的那樣：「我要大肌肉。」戴夫似乎瞭了，他指著深蹲架說：「孩子，那個可以練出壯腿。（指向臥推椅）那能幫你練大胸部。而這些啞鈴用來練粗手臂，就這樣。現在，去吧。」

我全然迷上這裡。一星期我會上五次健身房，帶著紙筆，勾去練過的機器，記錄我總共舉多重。我的目標很簡單：以適合的重量，訓練目標部位，完成足夠次數。完成這輪訓練，就再增加重

量，重量更重，你會練得更壯；變更壯之後，肌肉就更大……然後一直這樣下去，練到身材媲美電影明星。簡單吧？

我花了超過十年才認清這個事實：我的身體遠比想像中複雜。

2002 年時，我在建築工地幫父親做事，當木匠學徒。八個孩子裡我排行第六，有個孩子陪在身邊一起打拚，是父親的夢想之一。學徒以三年為期，接近末了時，我姐姐正好為 30 歲生日舉行派對。我在那裡碰到賽門・哈里斯（Simon Harris），他是攝影師，把我的生活帶往全然不同的道路。

「喂，羅傑，你有沒有想過當模特兒？」賽門問。「沒耶。」（我的意思是，還真沒有。）然而，幾星期內，我就帶著一本新拍攝的試鏡照在倫敦四處奔走，把當木工維生的想法拋在腦後。那麼，你可能會說。從木工轉到時尚界，就是范普頓方法的起源。

想在模特兒界嶄露頭角（特別是以前），你必須符合特定身材條件。「我要變成幾號尺寸才能出人頭地？」我問經紀人。「32 吋腰，38 吋胸，身材愈好，就愈有可能拿到內褲模特兒或裸上身的案子。」於是我又回到健身房，但有個問題來了（我得說說這故事，因為實在出乎意料）。

某天我去經紀公司，老闆正站在桌子旁邊，我剛從健身房練完，穿著一件緊身白 T，站在角落，老闆喚我過去。

「你哪位？」她問道。「呃，我是羅傑。很高興見到妳。」

「羅傑，我跟你講幾件事。首先呢，如果是你這樣蒼白的，不要穿白 T。第二，你的臉有點肉。上衣脫掉。我看看你的身體。」

於是，我站在辦公室當中，光著上半身，

感覺非常尷尬。

「我喜歡你，羅傑，你的潛力很大，但我給你兩星期來解決問題。這些沒用的胸肌、臂肌和大肩膀都得消掉。如果你想在這一行出人頭地，你得變得精瘦點。」

老天啊！但討厭的是，她是對的。如果我繼續按照自己的方式鍛鍊，怎麼可能穿上那些衣服呢？我的胸寬 42 吋，像塊木板那樣堅硬。在健身房裡我只知道怎麼練大肌肉，而不是練精實點。所以，從那天起我就放棄了重訓。我很自豪地說，從那以後我沒再舉重──好吧，反正不是為了舉重而練。

相反，我開始沉迷於徒手訓練。早年模特兒並不像我以為的那麼好賺，所以我找了一份酒吧兼差，存錢弄了一張個人教練證書──而且我非常喜歡。

我在課程中學到的一切都非常有用：你有練腿的日子，然後是練胸日、手臂日、背肌日，如果你真的跟上健身業流行，你就會明白核心的重要性，並把核心日加到練習裡。

我切實遵循這個方法好幾年，直到某天，我走進一堂成人體操課，而且又遭到取笑了。這回笑我的是個六歲的女孩。她促使我放下自己的訓練。我說的是所謂當頭棒喝的瞬間，意想不到的打擊，於是我開始質疑自己信仰的一切。

那個小女孩跟同齡的孩子上體操課，就在我們成人課旁邊。她和她所有同學都能以我們大人辦不到的方式移動身體。對他們來說，這如此基本──而我們做不來他們能完成的動作時，他們一臉不可思議地看著我們。然後，那個六歲女孩走上前來，應我們老師的要求，表演了一連串我們完全辦不到的動作。

我坐在地上發愣，身體疲憊不堪，因為剛才試做「橋式」依舊餘悸猶存，我試著回想六歲的自己。我想知道：六歲的我會比現在厲害嗎？如果六歲的羅傑更厲害，那麼從當年到現在發生了什麼事？為什麼我現在變得如此不行了？

我開始研究人類在孩童時期視為本能的運動，而隨著年齡增長，這種移動能力從我們的活動範圍消失。有個一再出現的影像是蹲下。講到蹲下，多數人想到的就是盡可能快速跳起蹲下的深蹲，但這不是我要的。我的意思是穩穩坐在蹲姿裡。如果你要知道這個運動的正確說法，可以去問四歲小孩。他們可能會告訴你就是「坐著」或「蹲著」啊，也或許他們只是一臉困惑地看著你。有件事我可以保證：他們絕不認為這算是運動！

如果我可以回到自己四歲的身體，用我成年的詞彙和理解，我會抬頭對你說，「我只是做一般人會做的。我天生就能這樣啊。蹲下是人很自然的休息姿勢。」

接下來的幾年，我探索了我稱之為人體移動的單純本質，徹底顛覆了我看待運動的態度，也改變了我的自我訓練，以及我教授「健身」的方式。我不做運動了，而是再次成為四歲的自己。我花了好幾小時一再測試蹲下和其他動作，我發現這些是人天生就能做，但隨著成長卻失去這些能力。我拿自己認識的每個人當作人體測試案例──我自己、客戶、家人、朋友和同事。令人驚訝的是，我遇到的大多數人，即使他們在其他方面行動自如，講到要停在蹲姿裡都是困難重重。

我現在教授「人體移動」。自從那次震撼的體操課，我唯一的目標就是「像以前原來那樣能動」，也教別人該如何做。寫這本書，就是要傳遞我學到的關於「動」的大小事。我假定，因為你拿起本書，而且想要一直維持健康的身體直到天年。正因如此，學回像人本來那樣天生會動是如此重要。所以，這本書是我的下一個使命：幫你恢復天生就有的運動能力。

你天生就能在蹲姿裡放鬆，如果你失去了這種能力，一定有某些原因限制你的運動範圍：受傷、疼痛，還有長遠來看難以避免的可能的關節置換。但如果你做點基本功來訓練身體，還原童年具備的靈活度與柔軟度，我保證你未來進行髖關節置換術或裝樓梯升降機的可能性會大幅降低。我打算擁有健康活力的體態，即便到了生命盡頭也是如此。這本書就是邀請你加入這趟旅程。

謝謝你

我想感謝幾個人，讓這本書得以問世。

首先，就是我自己。聽起來有點自以為是吧？！我認為照顧不好自己，也絕不可能照顧別人的，我建議你從本書擷取你可以做的任何練習，唯一的目的就是先顧好自己，才有辦法兼善天下。我們總以為年紀愈大，動起來愈不方便，本書要打破這個觀念。我們對移動的重點要改變，才能過上更長壽、更健康的生活。所以呢，感謝我把照顧自己放在第一優先。現在你也可以跟著這麼做。

再來是我的父母。如果媽媽和爸爸沒有帶我來到世界，而且始終努力打拚，為了讓我吃飽穿暖，那我就不可能在這裡講述我的故事，把我所知傳遞給世界。感謝媽媽和爸爸。

感謝我的七個兄弟姐妹（沒錯，七個！）。擁有摯友支持的網絡，是我的福氣，生活低潮時總會有人陪在身邊，這我永遠銘感在心。Freddie、Gloria、David、Joel、Jane、Phoebe、Peter。我愛你們每一個，直到天荒地老。

感謝康寶叔叔（呃，不是那個罐頭湯……）。大約十年前，我在倫敦的小公寓裡，和康寶叔叔有段對話。「我真不知該怎麼過我的生活，」我說。叔叔回答：「羅傑，你喜歡做什麼呢？」「我想，我當然喜歡練身體，旁人總是問我怎麼練之類的問題，但這只是個嗜好。我不知道該怎麼拿它當事業。」「羅傑，多數人都夢想著做喜歡的事，還能當一門營生；你現在就放掉伸展台，去做你喜歡的事！」從那一刻起，我意識到做喜歡的工作代表什麼意義。熱愛你的工作，表示你不怕星期一到來，就算是星期日，你也樂意上工。怎麼會這樣？沒有為什麼，就因為你愛做！謝謝康寶叔叔。我永遠感激你的至理名言。

感謝 Izzy。如果你決定寫書，有件事你要搞清楚：儘管寫書讓你收穫不少，但這會是你做過數一數二的苦差。我的伴侶 Izzy 總是全力支持我的瘋狂行程，即使這代表了每週工作七天，大多數日子是早上六點前醒來，在大清早寫作並且晚歸。Izzy 不僅聽我反覆嘮叨幾個小時，說的都是一樣的事（當然是關於運動），還協助我在攝影棚測試書裡的每張照片跟每個角度，準備正式拍攝。感謝 Izzy 幫我實現這一切。我永遠愛你。

感謝我的客戶。我花了好幾年在倫敦公園和到府課程裡，教授書中提出的基本徒手練習。這些人信任我的訓練邏輯，透過他們才能讓我的教學技巧更為精進。奇怪的是，我的學生有九成名叫 Alex。所以，如果我謝謝 Alex，起碼會有十五人上榜。感謝 Alex。

感謝 Brian，他是倫敦實境節目（London Real）的創辦人，也是我的好友之一。某次在倫敦公園碰面，我們達成了一個協議，內容是我教他怎麼練肌

肉，他則押著我死命生出 TED 講稿。好吧，如果那天沒有站上 TED 講台，我也就寫不出本書的論據基礎。感謝 Brian 總是把我踢出舒適圈。

感謝 Dominic。他是我的第一個到府訓練課學生。Dominic 和我一見如故，他非常支持我的教學方式。他還給了我寶貴建議，徹底改變我看待世界的視角，甚至影響了我的說話方式。感謝 Dominic 告訴我沒有不可能的事。還真是如此。

感謝 Ben 和 Pavilion 的團隊。Ben 看到我在 TED 的演講，認為我應該以書的形式向大眾傳達理念，並讓我與 Pavilion 的夢幻團隊聯繫。正如你看到的，生活中出現的許多環節，打造出這本書，讓各位能讀到我的練習哲學。感謝 Steph、Tom、Laura 和創意團隊的其他成員，將這一切化為實體。我們在工作室裡度過了不少瘋狂的時光。

都說每個教練也需要自己的教練。我就有幾個。感謝倫敦手平衡和雜技學校（The London School of Hand Balancing and Acrobatics）的 Sainaa，還有瑜伽老師 Caroline Pegna，多年來教了我許多。

最後要感謝你。我相信這樣的世界：學校裡所有的椅子都移走，每個孩子都能發揮天生的好動本質，快樂的動，而每間學校都有個課程，教學生如何好好地活動身體。當你買下這本書，也就推動這個夢想實現，非常感謝讀者信任我。這只是個開始……我們在下一本書裡見！

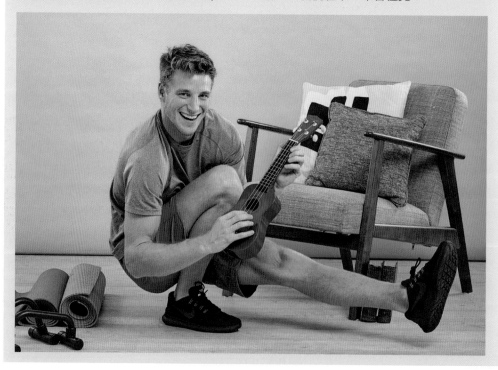

LOCUS

LOCUS

LOCUS

LOCUS